はいしゃさんの仕事 段取り術
Set-up Technique
だんどりじゅつ

小原啓子　河野佳苗　編著

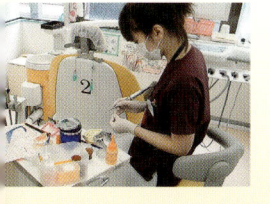
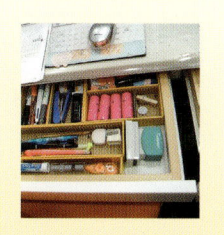
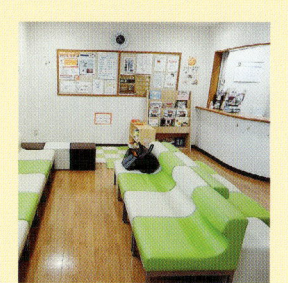
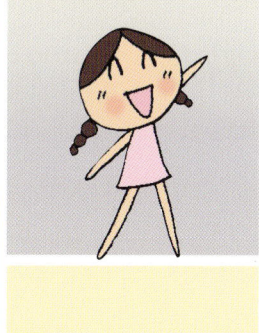
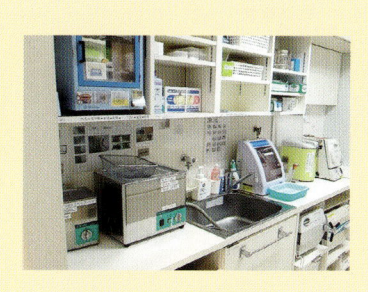
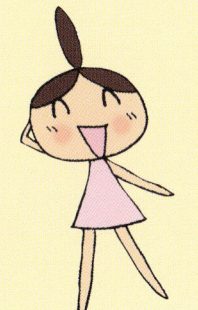
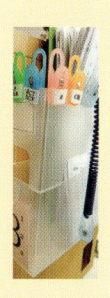
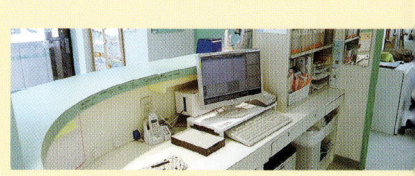

医歯薬出版株式会社

編集
(株)デンタルタイアップ　小原啓子・河野佳苗

編集協力
西山仁胤

執筆協力

伊藤歯科クリニック	平山麻依子
佐伯歯科医院	佐伯光規
右田歯科医院　歯科口腔外科	三戸綾美
医療法人　きりの歯科クリニック	
のぞみ歯科医院	小島一敏，横井紗織
医療法人社団　やまだ歯科	山田隆之，森　幸枝，安田史華
医療法人社団　健聖会　くりはし歯科豪徳寺診療所	村田直美，比嘉麻美子
はらみず歯科クリニック	原水祐文，射延美有紀，中谷陽子，亀田実木子，清原可奈
ハッピー歯科医院	福村安紀，森　恵美
医療法人　幸恵会　カツベ歯科クリニック	勝部義明

写真協力
近川歯科・矯正歯科
伊藤歯科クリニック
佐伯歯科医院
右田歯科医院　歯科口腔外科
医療法人　きりの歯科クリニック
のぞみ歯科医院
医療法人社団　やまだ歯科
医療法人社団　健聖会　くりはし歯科豪徳寺診療所
はらみず歯科クリニック
おきむら歯科
ハッピー歯科医院
医療法人　幸恵会　カツベ歯科クリニック
医療法人　辻歯科医院
とね歯科医院
吉村歯科
マリモ歯科・矯正
松林歯科

資料提供
エス・ケー・クラウン

イラスト
真砂　武

This book was originally published in Japanese under the title of:

HAISHA-SAN NO SHIGOTO DANDORI JUTSU
(Let's Work Out a Plan for Your Every Work)

Editors:

OBARA, Keiko
　Dental Tie-Up Director
KONO, Kanae
　Dental Tie-Up

© 2014 1st ed.

ISHIYAKU PUBLISHERS, INC.
　7-10, Honkomagome 1 chome, Bunkyo-ku,
　Tokyo 113-8612, Japan

はいしゃさんの仕事段取り術

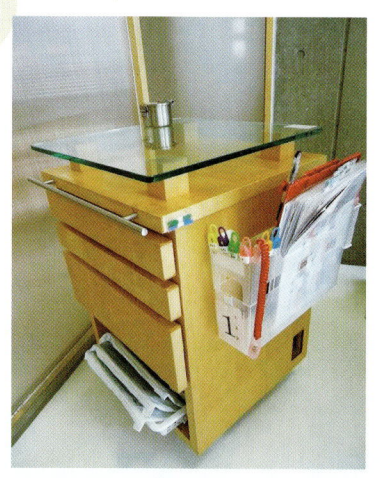

みなさん，お元気ですか．歯科医院でのお仕事は，いかがですか．
「とても充実しています」
「やりがいがあります」
「患者さんにありがとうと言われると，幸せな気持ちになります」
と，おっしゃる方がいる反面，
「つまらない」
「とても精神的にも体力的にも疲れる」
「先輩や，先生から……と言われ，くやしいです」
と，おっしゃる方もいらっしゃいます．
私達はスタッフ一丸となって，地域に，患者さんに，
よりよい歯科医療を提供していこうと言い続けています．
その中で気がついた事があります．
理念によって心を一つにして，
小さなカイゼンを積み重ねている歯科医院は，

大きく成長しています．

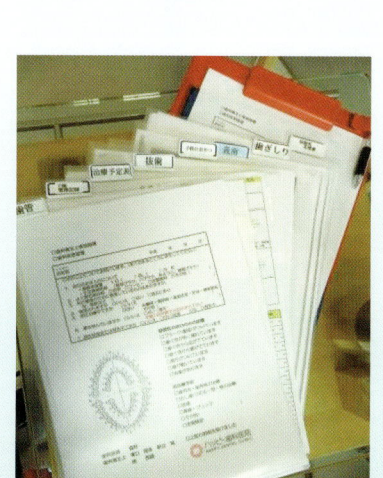

よき仕事は，よい環境の中で作られていくのです．
人生が満ち足りて，みんながハツラツと働ける場所は，
非常に清潔で，すがすがしいものです．
それは，消毒・滅菌ができているレベルではありません．
5S（整理・整頓・清掃・清潔・躾）の文化があるのです．
5Sが整っている歯科医院は，治療を行うプロセスが明確です．

**準備がスムーズで，やるべき事が視える化され，
片付けまでをも整えられていることを
"仕事の段取り" といいます．**

段取りよく仕事を進め，人生が輝くような空間を，
歯科医院に作りましょう．
きっと，あなたは気がつきます．
仕事は互いの支え合いの中にあり，尊重し，感謝し，
認め合う体制の中にいるからこそ，自分の幸せがあるのだと．

編集代表　小原 啓子

CONTENTS

❶ 待合室編 ▸▸▸ P1
まずやってみよう
待合室のスッキリ感アップ
いらない物はいっさい置かず，
待合室を使ってPR

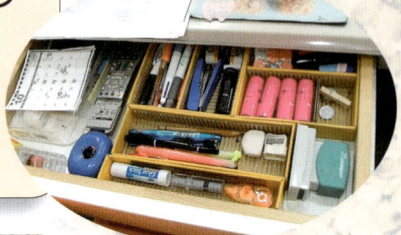

❷ 受付編 ▸▸▸ P7
受付を見ればはいしゃさんの
姿勢がわかる
受付ははいしゃさんの顔であり，
全体を動かす頭脳である

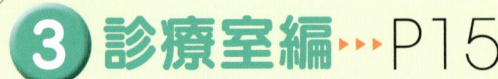

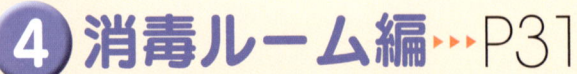

❸ 診療室編 ▸▸▸ P15
日々の診療は「視える化」から
一瞬で取り出す・動く・納める
そんな仕組みを作っていこう

❹ 消毒ルーム編 ▸▸▸ P31
医療として一番しっかり
動かす所　使う器材や薬剤を
みんなで理解し合いましょう

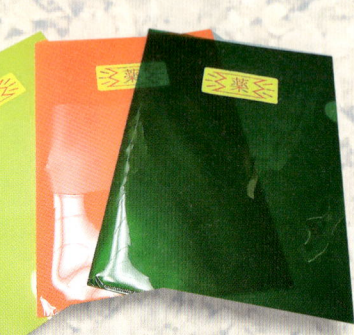

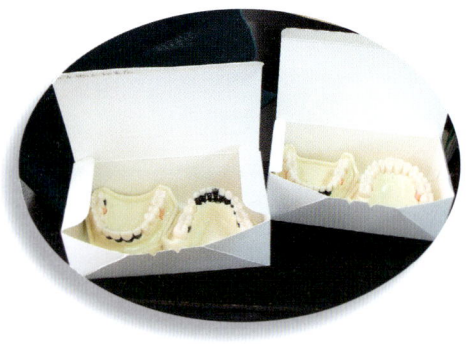

❺ 技工室編 ▸▸▸ P39
技工室には歯科医院の
プライドが見える
5S活動の最も難易度が高い所
簡単そうで奥が深い

❻ スタッフルーム編 ▶▶▶ P49
一番大切にしなければならない
裏の中心　スタッフルームは，みんなが語り合い，情報が集約されている場と考える

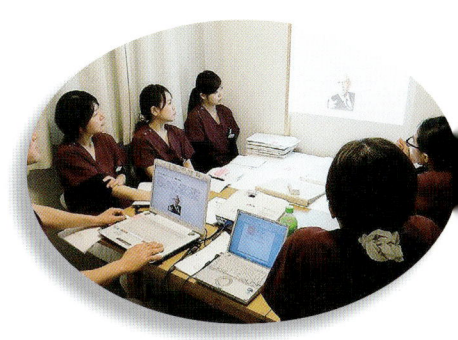

❼ 人材育成編 ▶▶▶ P55
仲間として大切に育てる
そして協力してよき医療を
提供する　診療の質は技術だけではない
スタッフ全体で行う総合力が問われている

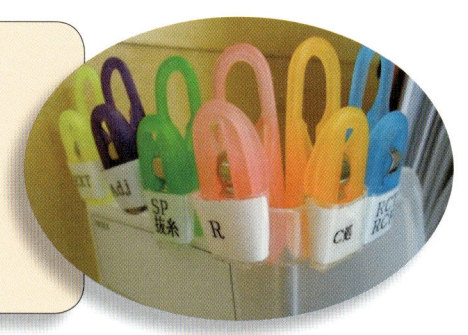

❽ 情報共有編 ▶▶▶ P65
全体に情報をスピーディーに流す　「言った」「言わない」と言わせない仕組みを作る

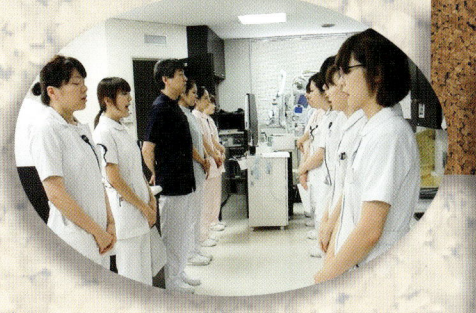

❾ 組織としての姿勢編 ▶▶▶ P75
互いに認めて感謝して，尊重し合える
体制へ　もし役職についたならば，
人を支える役目についたのだと覚悟しなさい

Message
今，なぜ組織として「段取り」までをも，
考えなくてはならないのか ▶▶▶ P94

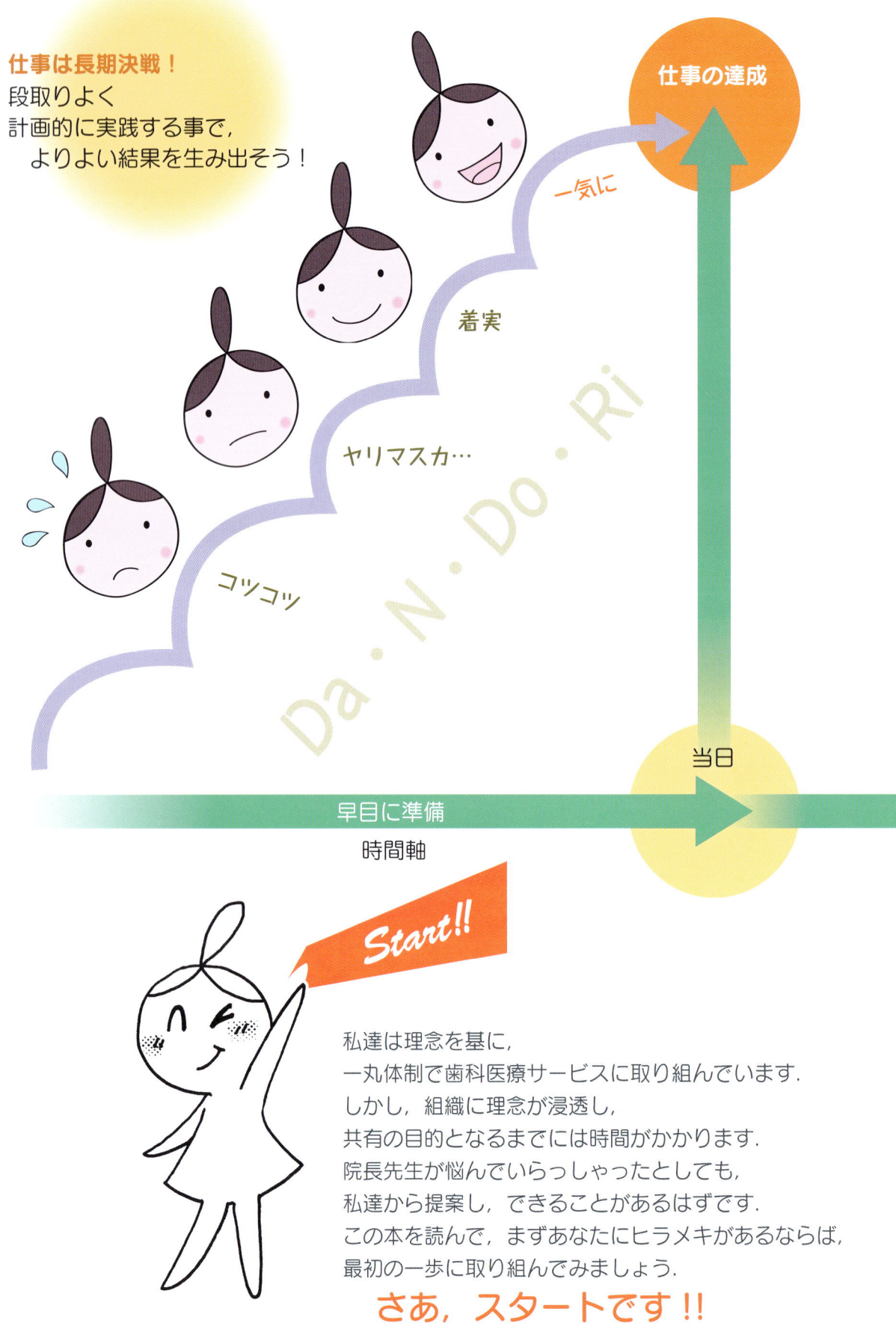

待合室には歯科医院の志が見える

待合室編

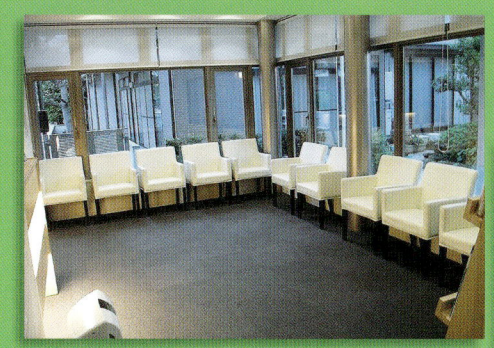
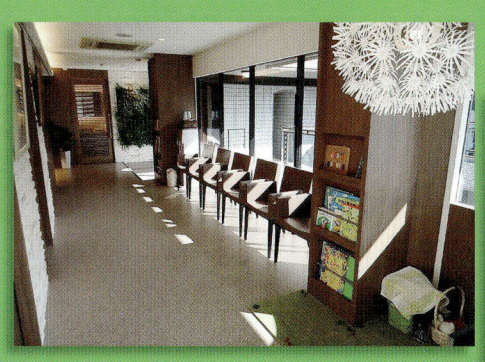
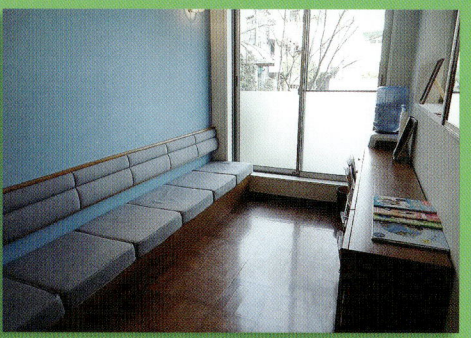

待合室での段取り

待合室は，歯科医院の顔．
清潔な待合室は，
歯科医院そのものの姿勢を示す．

ここは，待たせる部屋ではない．
来ていただいて，
まずは体と心とを，
落ち着かせる場と考える．
予約制であるならば，
時間通りに，お声がけ．
急患が来たから…
処置に時間がかかったから…と，
待たせることが当然ならば，
医院の姿勢が問われてくる．

それでも，お待たせする場合，
組織としてのプライドが，
必ず見える待合室．

まずやってみよう 待合室のスッキリ感アップ

いらない物はいっさい置かず，
待合室を使ってPR

CAUTION!!

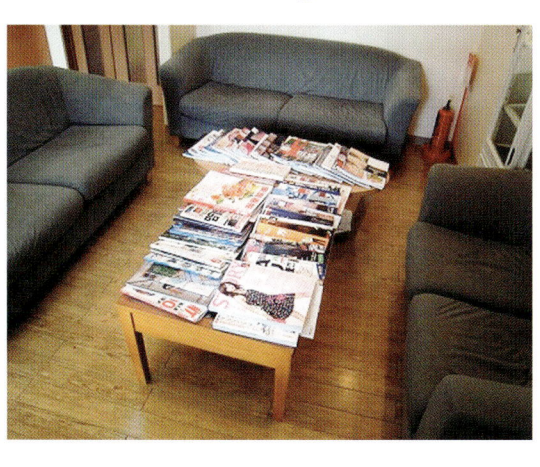

要注意!! 時間を守る姿勢が医療そのものを現します

机の上いっぱいに雑誌を置くとそれだけで予約時間通りには診察できないと思われる．
机の上の雑誌はいらない．
それだけで，信頼を落としていることに気づきたい．

待合室に必要なモノってなに？
「清潔感」と「安心」，「医療に取り組む姿勢」

待合室に，いろいろなモノを置いている診療所があります．

雑誌や本が山積みのように置いてあるのです．

「どうして本をそんなにそろえていらっしゃるのですか？」と聞くと，「待っている間に退屈しないためです」と言われます．

歯科医院の多くは予約制で診療を行っています．そもそも予定された診療に対する時間ですので，お待たせするなどめったにないのが普通のはずです．

予約時間までの少しの間待って頂くために用意した「空間」．それが，待合室です．

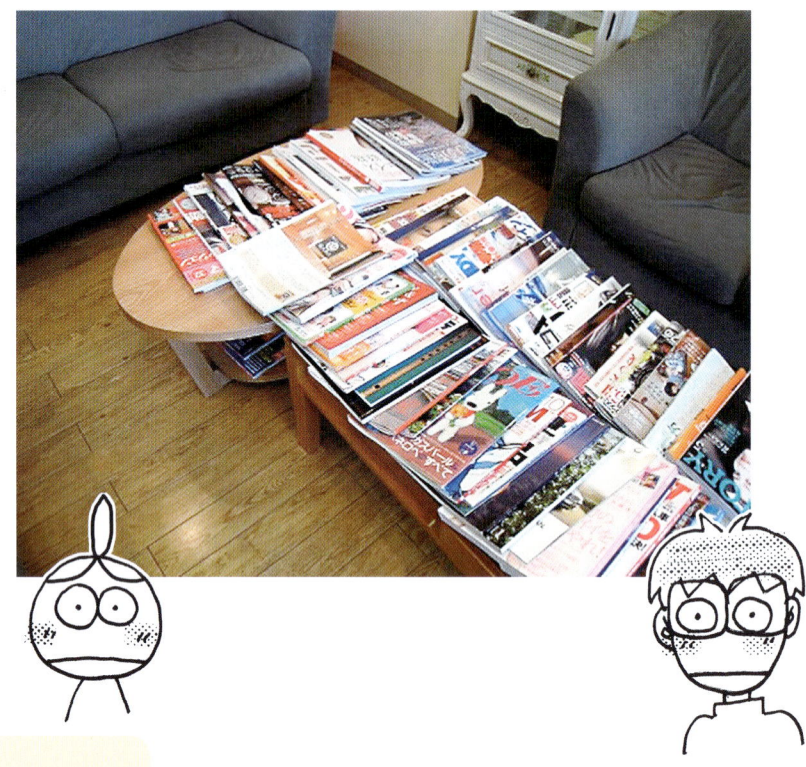

待合室に必要なモノ

清潔感
- 埃がないか
- 手垢がないか
- 古いポスターがないか
- セロテープの切れ端がないか

安心
- 誰が自分を診てくれているのが，わかるか（スタッフ紹介）
- しっかり話を聞いているのか
- きちんと説明しているのか
- 時間を守っているのか

医療に取り組む姿勢
- 掲示物を見て頂けているのか
- 配布物を手に取って頂けているのか
- 最少の情報量だけれども，確実に示せているのか

よき歯科医院にはあふれている
みんなが本当に歯科医院を大切にしているとわかる空気

大きなコストをかけなくても十分イメージチェンジは図れる —— はらみず歯科クリニック

はらみず歯科クリニックの待合室は定期的にイスのカバーが変わる．
これだけでずいぶんとイメージが変わる．
しかし見てほしい．
基本的には必要なもの以外何も置かないという清潔感．

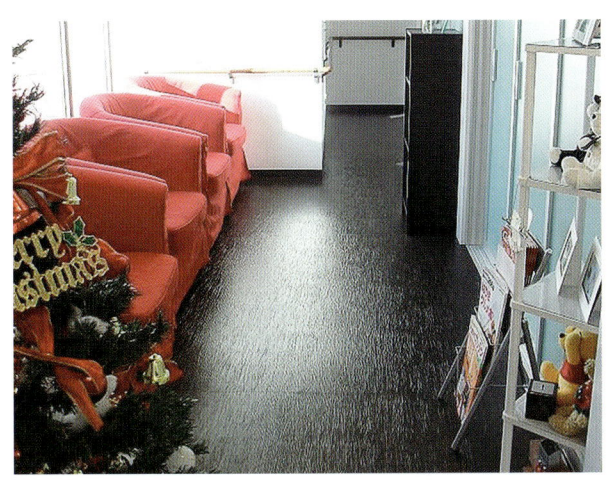 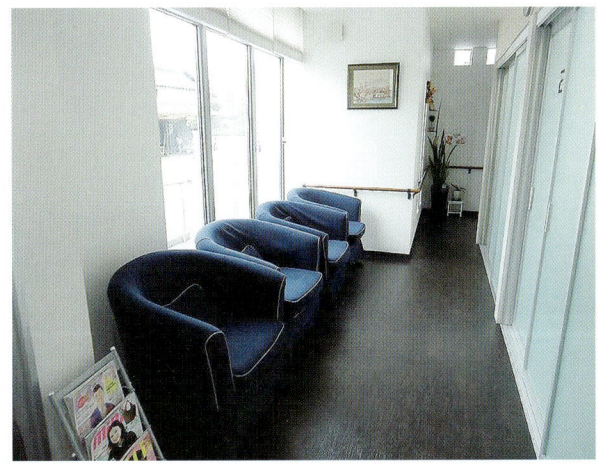

廊下が待合室．でも工夫がいっぱい —— 伊藤歯科クリニック

もしかしたら，日本で一番幅の狭い待合室かもしれない．
　しかし，スタッフのねばり強いカイゼンを繰り返した結果，なんとカウンセリングコーナーまでをも作ってしまった．座るとなかなか落ち着く．

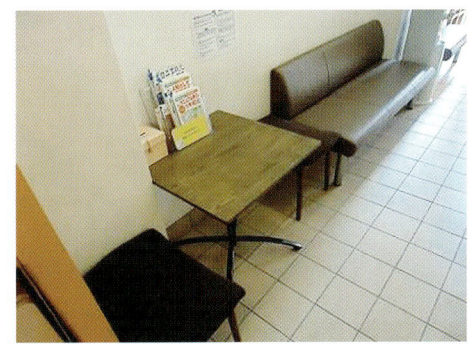

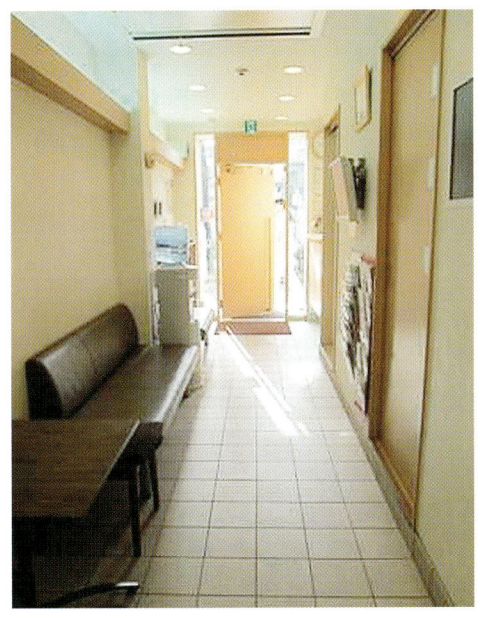 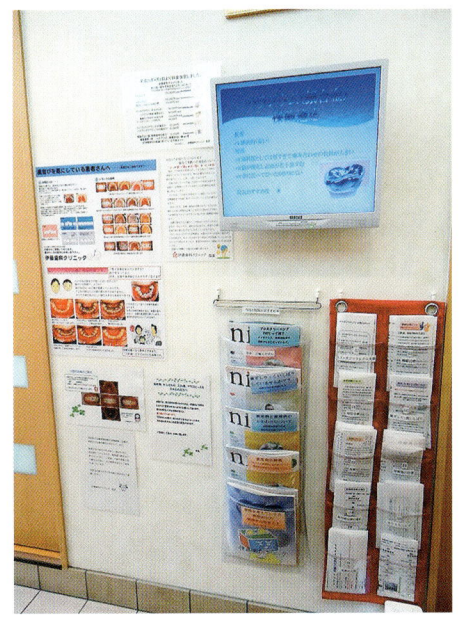

❶待合室編：まずやってみよう待合室のスッキリ感アップ　3

待合室ってどうしたらスッキリするの？
スタッフの中に保育士さん，栄養士さんがいたらこんなに違う！

ス タッフの中に保育士さん，栄養士さんがいたらこんな所を見てほしい —— のぞみ歯科医院

のぞみ歯科医院には，異職種がいる．保育士さんと栄養士さんだ．
驚きの工夫をご覧あれ!!

どれどれ？
どこが違うのかな？

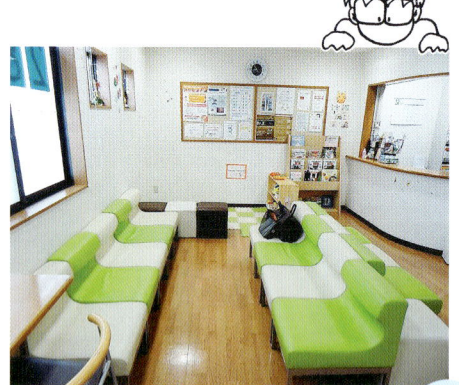
ごくごく普通の待合室に見える
しかし，よく見るとココが違う

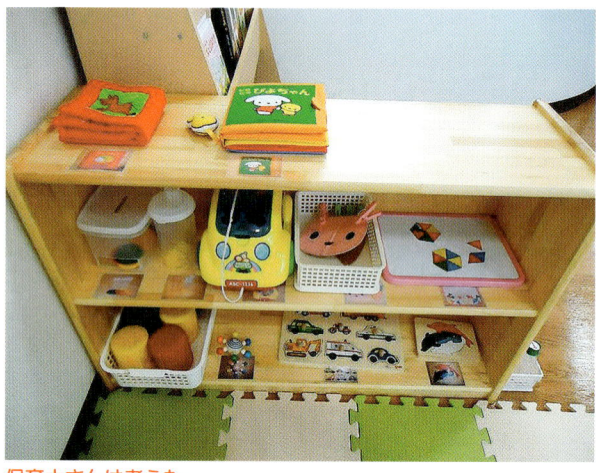
保育士さんは考えた
「お片付けは子どもたちにしてもらおう」
オモチャの写真を棚に貼る．歯医者さんにいながら躾も提案！

ここまでは
誰でもできますネ

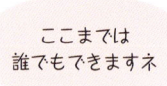

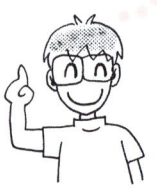
部屋の隅に手作りキッズコーナー

さすがです

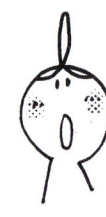

保 育士さんが手作りオモチャを作ったら…

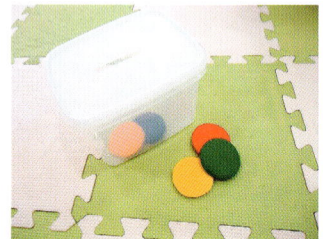
フェルトで作ったコインと貯金箱

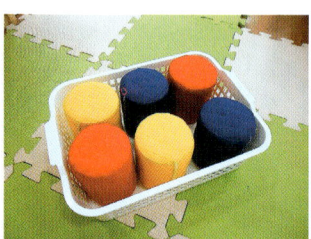
缶ジュースとケース

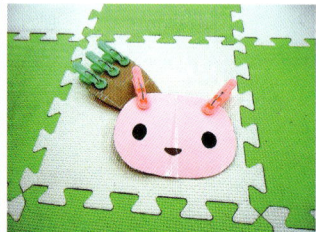
洗濯バサミをとめて遊ぶウサギちゃん

マグネットシートでお絵書き

栄 養士さんが掲示物を作ったら…

今日は，硬いもの食べられない…
そんなときには，
レシピを持って帰ってもらえる

違いますネ，
やっぱり

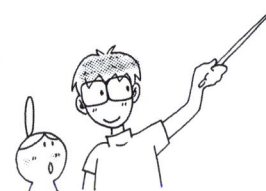

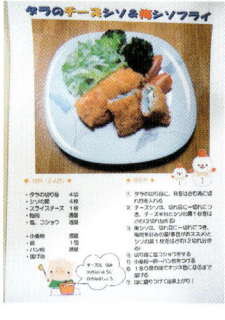
掲示物にも，ひと工夫
患者さんに好評です．

4

増えたカルテをどこに置いたらいいの？

割り切ること，まずは置かない．置くならきれいに見せて活用

カルテはどんどん厚くなります．法律に則って処分しますが，それでも数が増えてきます．

増えたカルテをどこに置いたらいいの？ —— くりはし歯科豪徳寺診療所

カルテの保管場所がない診療室は悩んでしまいます．これは待合室にカルテ棚を置いた例です．苦肉の策ですがきれいです．フタを閉めれば違和感なし!!

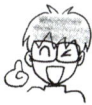

スッキリ置くなら大丈夫!!

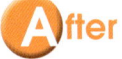

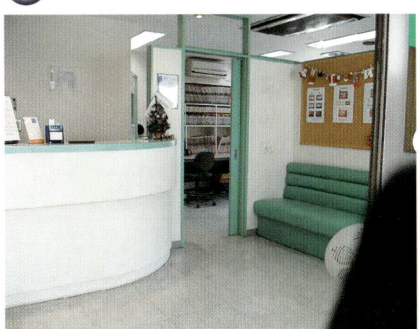
カイゼン前の状態．診療室にカルテ棚．

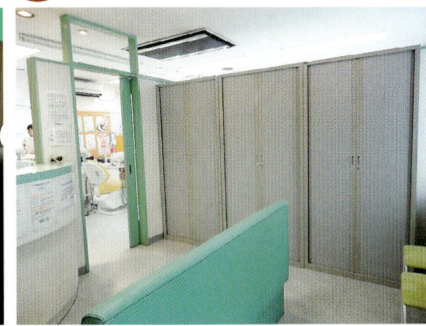
待合室にカルテ庫を移動．

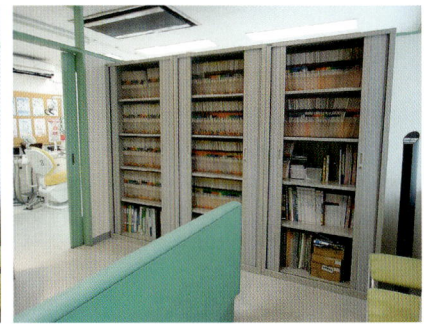
扉を開いてもキレイ．

必要以上に置かない，貼らないを基本にしよう —— とね歯科医院

「引越しですか？」と聞きたくなるダンボールの山と，ポスターの数々．

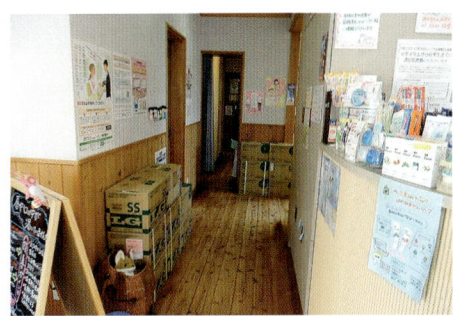
ダンボールは，誤って買ってしまったという手袋．箱のままで山積みされている．

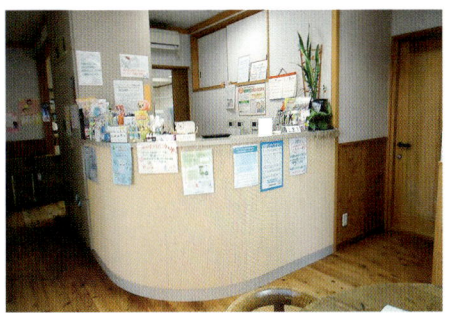
ポスターは油断しているとドンドン増える．

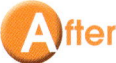

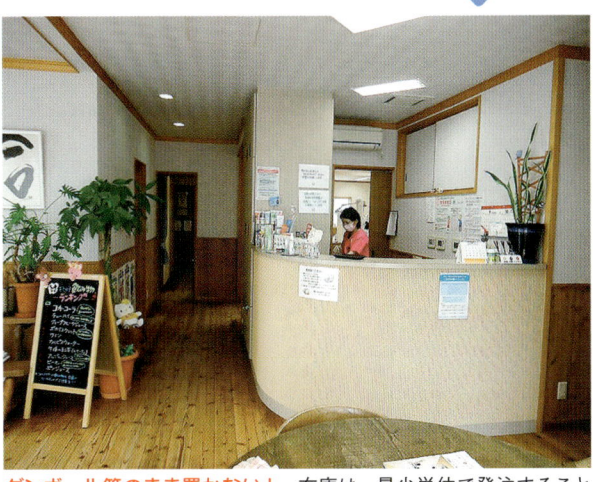

ダンボール箱のまま置かない！ 在庫は，最少単位で発注することを徹底する．やっと廊下がスッキリしてきた！
ポスターを外すだけでも感じは違う．

在庫はカンバン方式を入れたらスッキリするわヨ

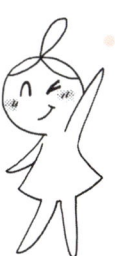

❶待合室編：まずやってみよう待合室のスッキリ感アップ

誰が診療に取り組んでいるのかわかる？
全員体制でやっているならば，院長だけでなく全員を紹介する

愛らしい似顔絵 —— カツベ歯科クリニック

イラストが上手なスタッフがいれば，紹介に愛情がこもります！

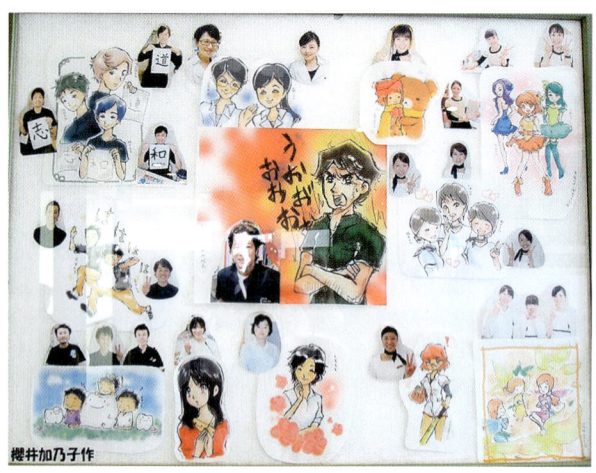

驚きの切り絵 —— くりはし歯科豪徳寺診療所

スタッフの中に切り絵が趣味の人がいれば，こんな変わり種の紹介ボードができあがります．

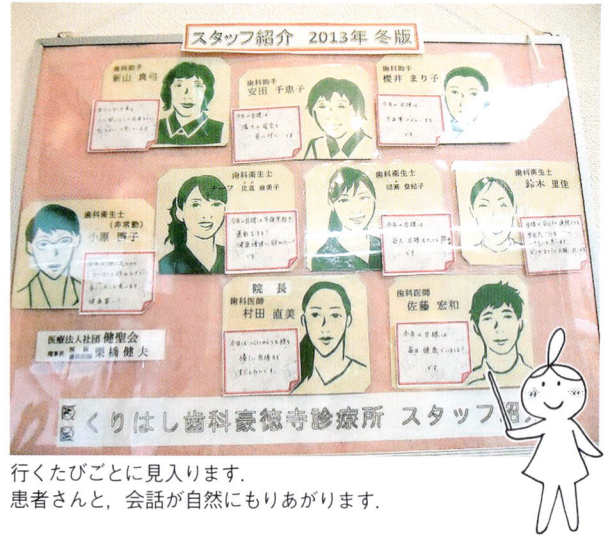

行くたびごとに見入ります．
患者さんと，会話が自然にもりあがります．

四季によって楽しく拝見 —— はらみず歯科クリニック

診療が楽しくて仕方がない．そんな気持ちがあふれ出ている紹介ボード．

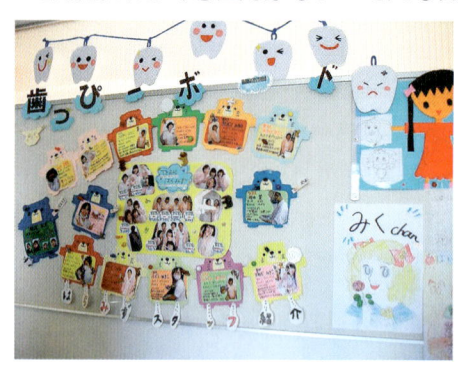
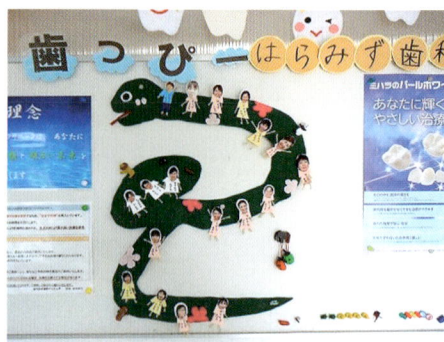

おまけ

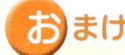
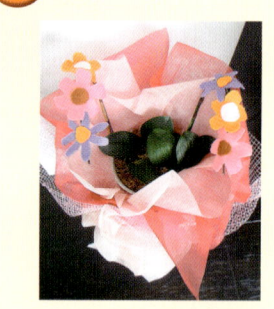

花が落ちてしまった植木鉢
花フェルトで作ってつけてます．
愛くるしくて笑ってしまいます．

待合室 —— 佐伯歯科医院

受付カウンターにドンと掲示．
いつも待っている患者さんがしっかり見ています．

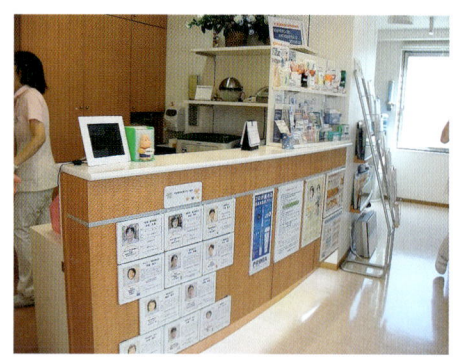
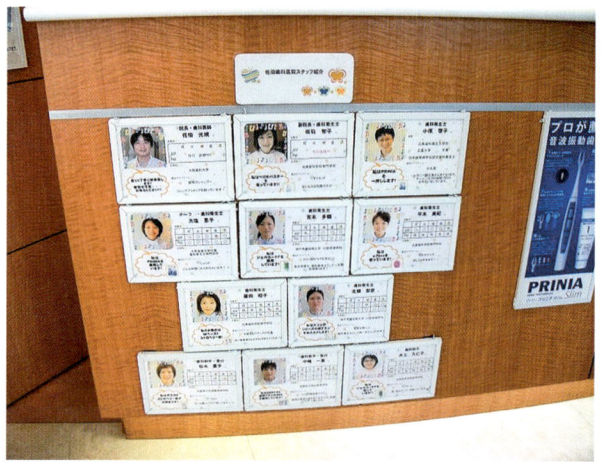

受付は診療の司令塔

受付編

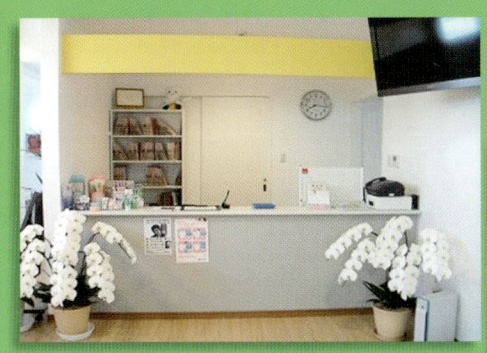
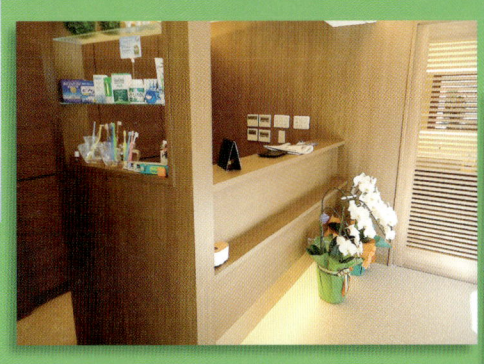
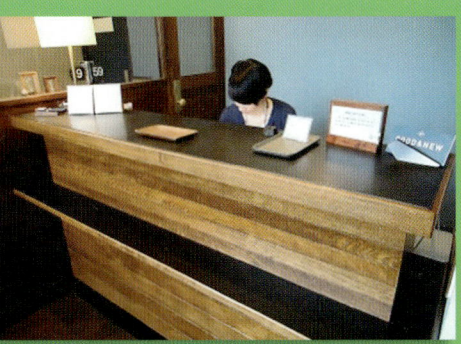

受付の段取り

受付は，歯科医院の司令塔．
未来を見る目は，誰より早い．
安心・安全な治療のために
1日早く動き出す．
翌日カルテは，前日用意．
明日の医療を語り合う．

診療は計画通りにみんなが動く．
アクシデントはあるけれど
朝に確認した通り，
一丸体制で乗り越える．

受付のミスは，大変シビア．
お金も予約もその日にわかる．
だから，軽い緊張感．

受付は凛としていなければならない．
そして優しく美しく．
人も，しぐさも，環境も…．

受付を見れば はいしゃさんの 姿勢がわかる

受付は
はいしゃさんの顔であり，
全体を動かす頭脳である

CAUTION!!

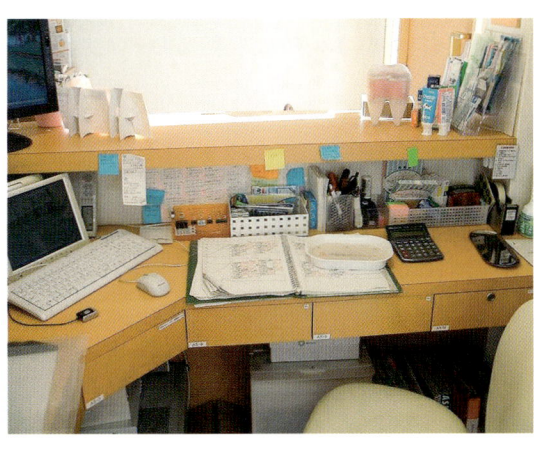

要注意!!
ゴチャゴチャしていれば，ミスは必ず起こります

受付のミスは，机の上の整頓をしない限り
なくなりません．
文具は引き出しの中に納め，
付箋は基本的には使いません．

受付のミスを減らしたい！
ちょっとした工夫が受付のミスを減らします

受付のミスは，だれにでもわかるのでつらい．
- お金が合わない
- 予約が入っていない
- ダブルブッキング
- 保険証記入やチェックモレ

など色々です．そのミスは数字という結果となって見えてきます．

ミスをなくすというのは，「間違えないように気をつける」という根性論ではありません．間違えないようにするシステムを作る事が大切です．

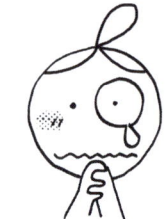

ミスがすぐに見えちゃうなんて，きついナ〜

ちょっとした工夫が受付ミスを減らします —— くりはし歯科豪徳寺診療所

受付でヒヤリハットが出たときに「がんばります」で終わらせていませんか？

この診療所では受付がいない時間帯があります．ユニット3台にドクターを入れて3人．診療しながら受付もするという過酷な時間帯．それでもミスがありません．

小さな工夫が積み重なっているからです．

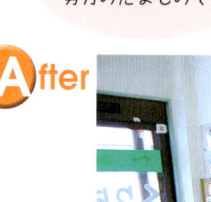
これって努力のたまものです　今はスッキリしてるのネ　なるほど〜

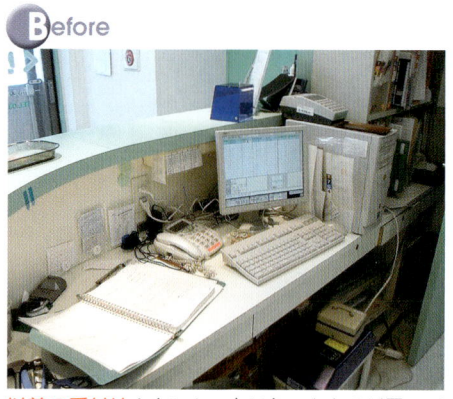
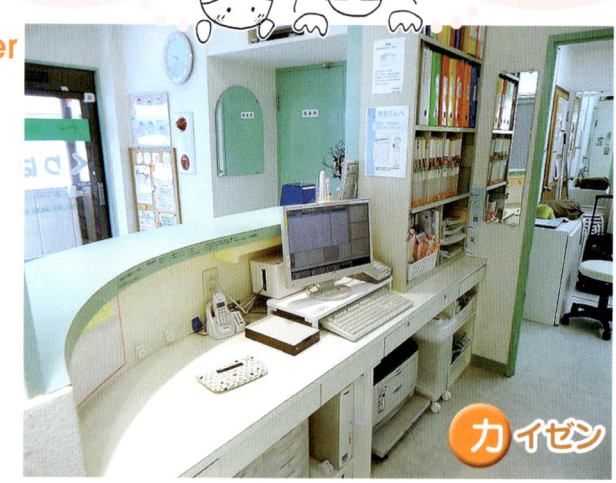

以前の受付はカウンター内に色々なものが置いてあり，受付簿を広げると，それだけでいっぱいいっぱい．

カイゼン

「お金が合わない!!」ありませんか？

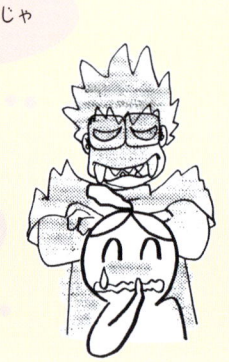
お金が合わないなんて，本気度が足らないんじゃないの？
ソンナ〜！

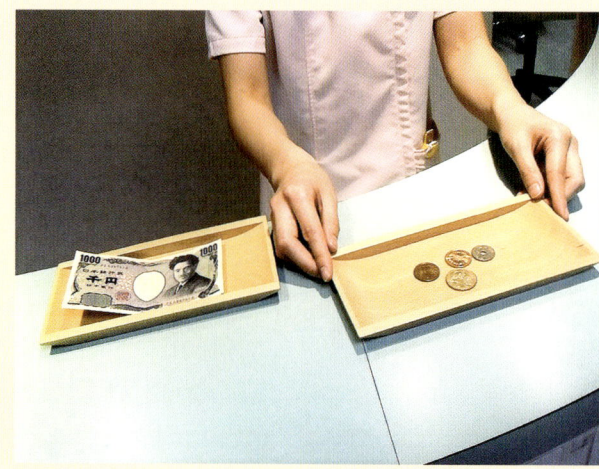

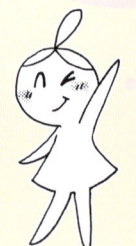
なるほど〜そうやればいいんだ

「受け取り」と「おつり」のトレーを別にするだけで，混乱はなくなります．

保険証の確認大丈夫?
「視える化」を進めながらミスをなくす

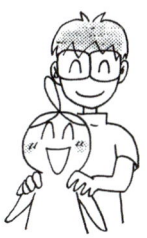

小さなミスは，ちょっとしたことだけど信用をなくしちゃうね

そうなんです　指差しチェックでミスをなくしましょう

保険証の確認ができませんでした」「保険証を返し忘れました」のミス対処法

この通りの順番に処理していきます．
目で見て指で差して確認．

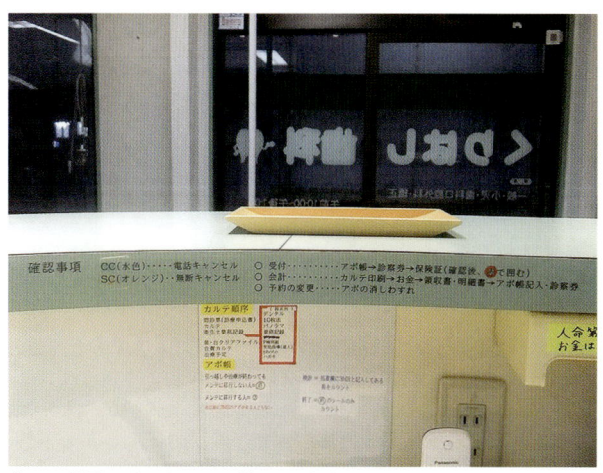

座って視野に入るところに貼るのがポイント

薬の出し忘れありませんか？　その場ですぐにファイルにはさむで解決！

「薬，出しときますネ」　先生の患者さんとの会話があったとき，その場ですぐに，カルテファイルを色つきファイルにはさみます．それだけで薬についての注意力がアップ！！

他のシステムにも応用できそう．

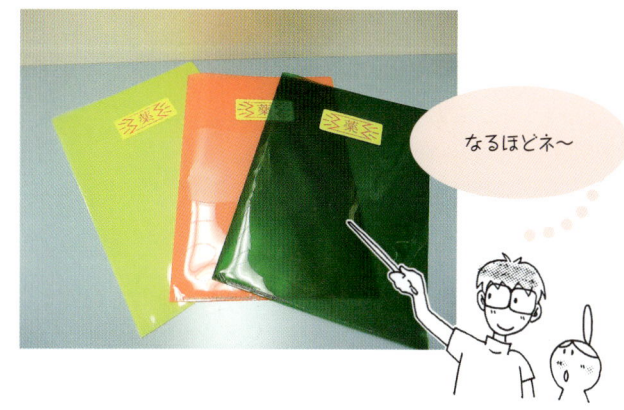

なるほどネ～

患者さんに予約のルール守って頂いてますか？

キャンセル数はシビアに記録していきます．キャンセルの電話は，前日までに連絡して頂いていると，当日の急患がスムーズに入ります．

患者さんとの信頼関係は，説明すること，咬めるようにすること，審美的に回復させること，そして時間を守ることで成立します．

だから，キャンセルされる際のルールは，患者さんにお願いしないといけません．

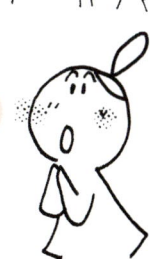

キャンセルは前日までにご連絡ください

必ず言わなければなりません．

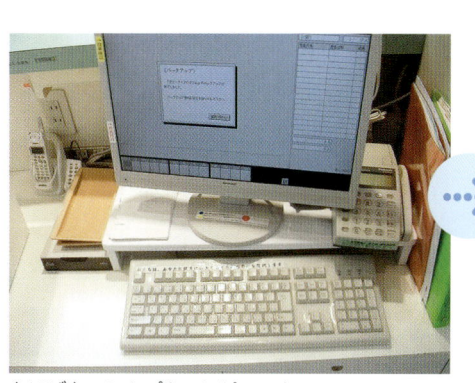

なにげないレセプトコンピュータ

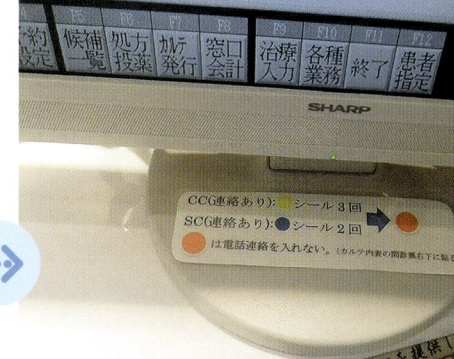

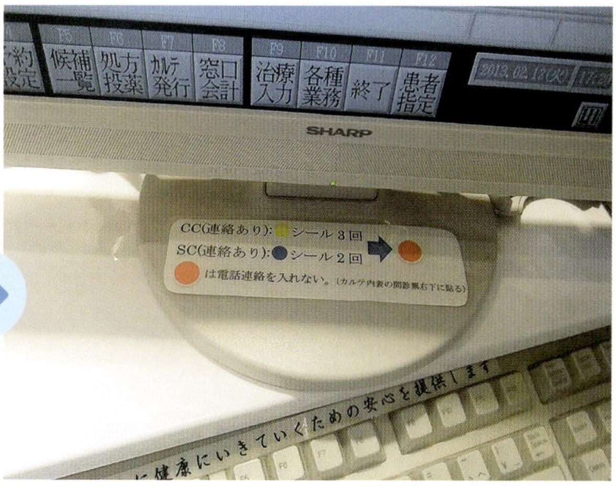

キャンセルの回数が増えるたびにカルテにはるシールの色が変わる．そのルールが貼ってある．

❷受付編：受付を見ればはいしゃさんの姿勢が分かる

受付のミスをなくす整理整頓とは？
100人来ても，混乱しない体制をとる

　受付は，すべての業務を動かす司令塔です．それゆえに患者さんの予約管理・診療記録，会計，そして重要な書類の管理・保管など，仕事の難易度は非常に高く，責任重大です．
　落ち着いて，しっかりと業務をこなすための環境を整えていきましょう．

こんなときにミスは起きます!! —— やまだ歯科

足もとにたくさんのモノ置いてませんか？　カルテが混乱していませんか？
こんな状態だと，ヒヤリハットたくさん出そうですね．

Before

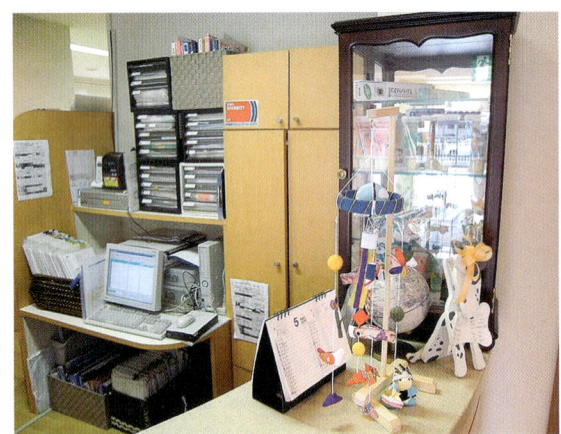
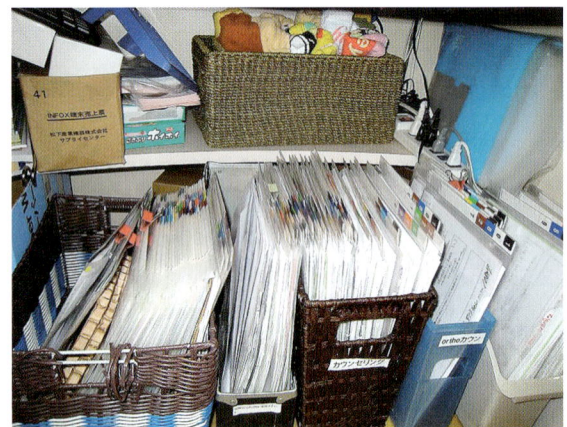

カルテ保管庫と受付の動線を整える

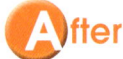

After

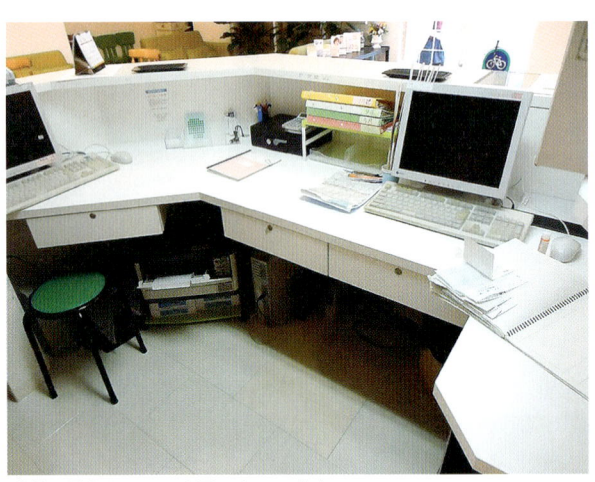

受付の足もとにモノを置かないは基本!!

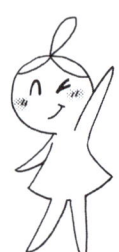

いらないモノを捨て
動線を整えれば
こ〜んなにキレイに
なるんですね

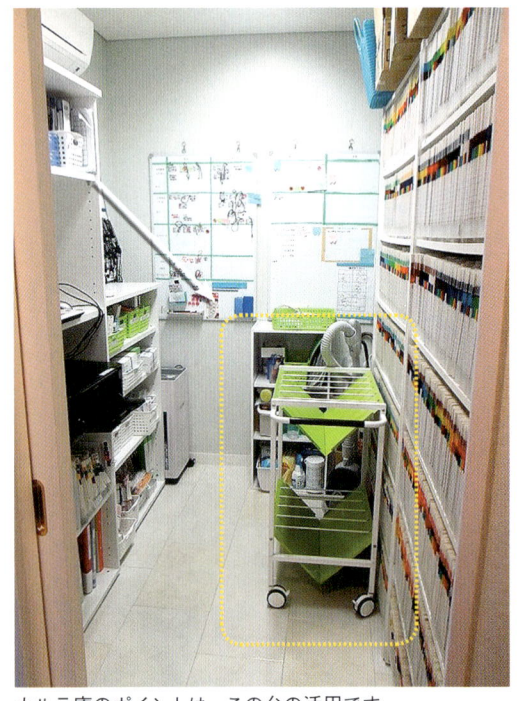

カルテ庫のポイントは，この台の活用です．
移動式の台を活用することで，カルテの移動が楽になりました．足元にモノを置かなくなり，当日，明日患者カルテも，混乱なく準備できています．

まずやろう！
引き出しの中の整理・整頓

ワンベスト管理の徹底で，ほしいモノを一瞬で取り出す！——はらみず歯科クリニック

受付のヒヤリハットは結構多いものです．しかも数字が合わないなど明確に見えてきます．こんなミスが重なっているときは，まず机の上をきれいにしましょう．そのための第一歩は，いらないモノを捨て，机上のモノを机の中に納めてしまいます．

しかし，ただ入れただけではダメ．一瞬で見える状態を作ります．

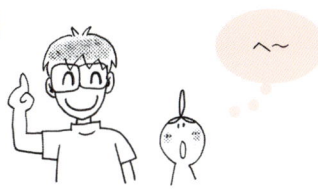

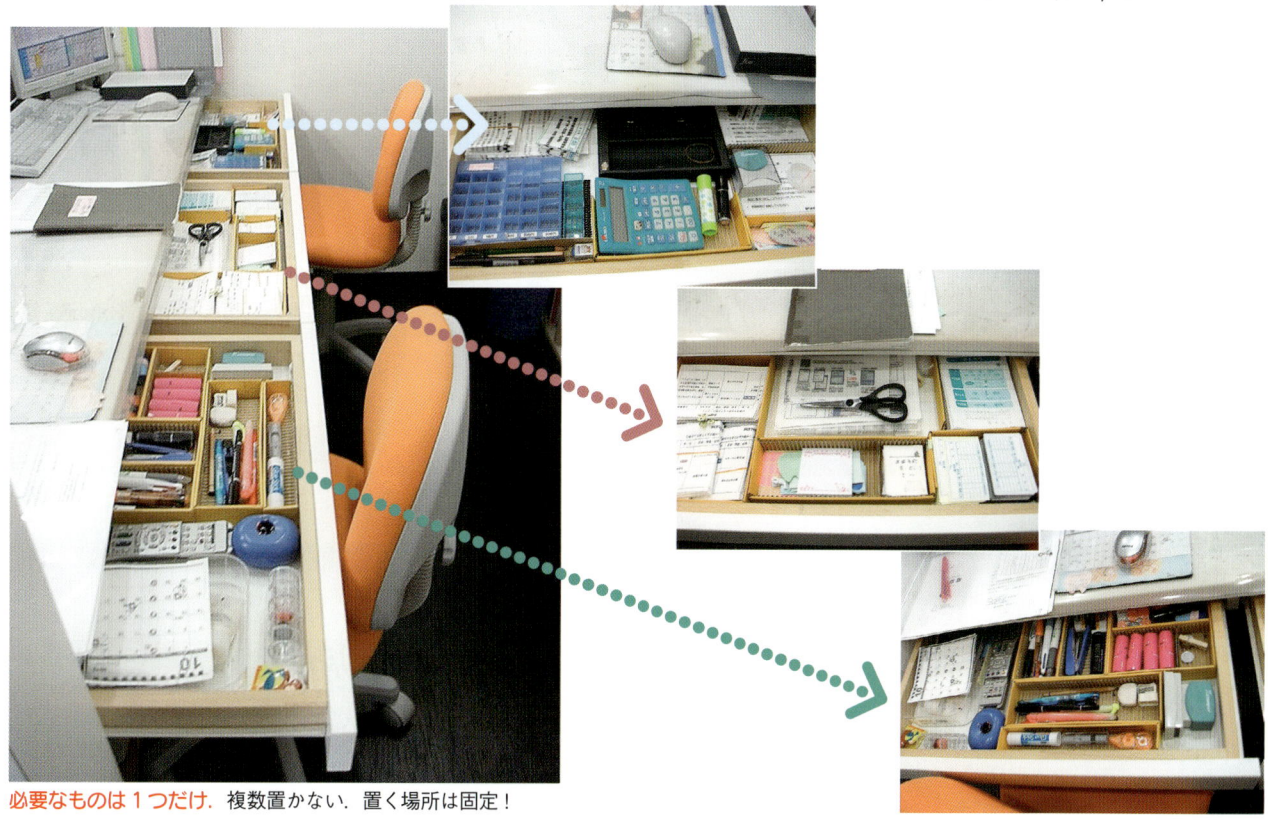

必要なものは1つだけ．複数置かない．置く場所は固定！

やってみよう受付5S

1. 整理する
   （1）広いスペースに，引き出しの中身を全部出す．
   （2）「①いるもの」「②使っていないもの」「③いらないもの」に分ける．
   （3）「②使っていないもの」は処分箱へ一時保管．「③いらないもの」はすぐ処分！！
2. 整頓する
   使用用途と頻度に応じて，作業範囲内で置き場所を検討する．
   引き出し内には「引き出し整理ボックス」がおすすめ（参照：P30）．
3. 清掃・清潔・躾
   置き場を表示し，そこにあるか使う度ごとに確認しよう！

❷受付編：受付を見ればはいしゃさんの姿勢が分かる

一瞬で小さいモノを取り出せますか？
箱に入れて視える化しよう

受付には，思った以上に小さな物品の動きがあります．モノはお金と一緒です．大切に取り扱いましょう．

探すことなく一瞬で取り出せる，そんな工夫が必要です —— 吉村歯科

Before

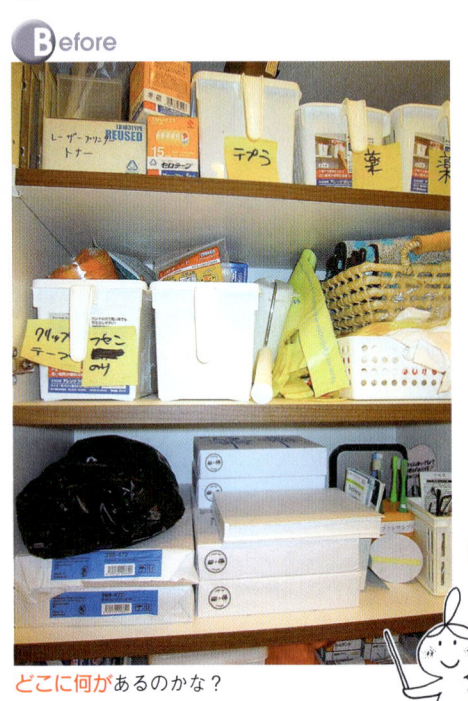

どこに何があるのかな？

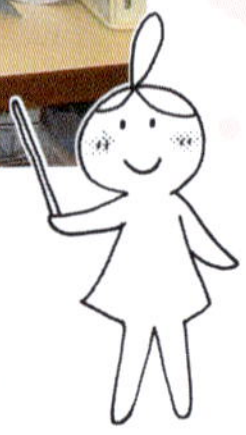

わかりますか？カイゼンのし甲斐があります

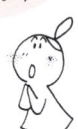

After

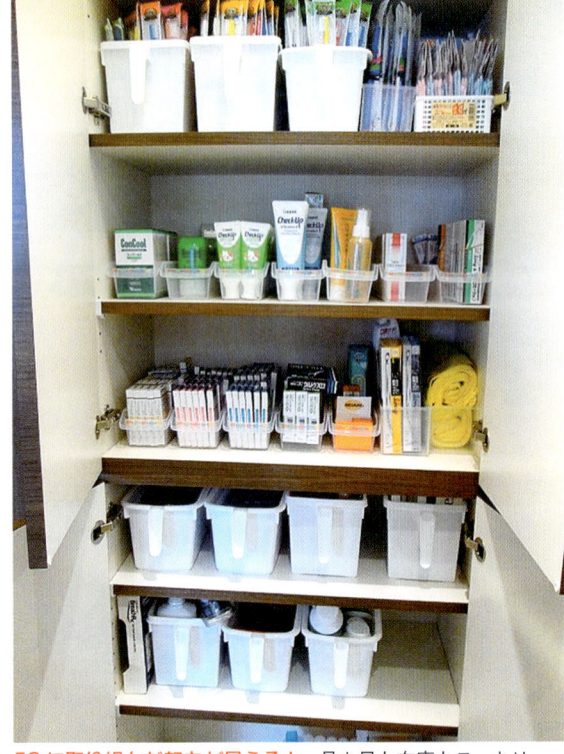

箱に入っているけど，これは大変ネ

5Sに取り組んだ努力が見える！　見た目も在庫もスッキリ

ふむふむなるほど！

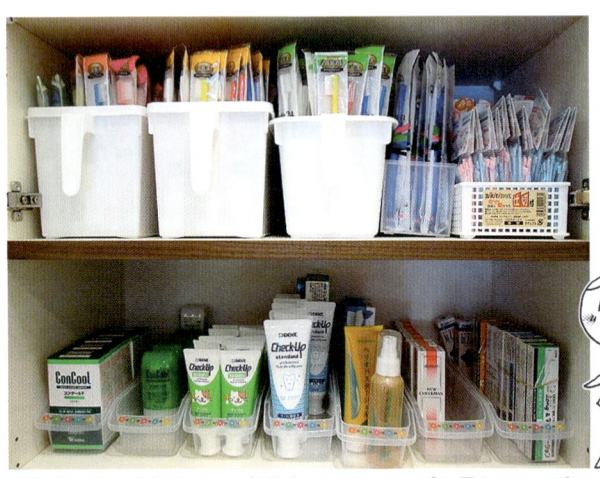

形や大きさに合わせて，入れ物をチョイス！　手の届きにくい所には，取手つきなどの工夫を！

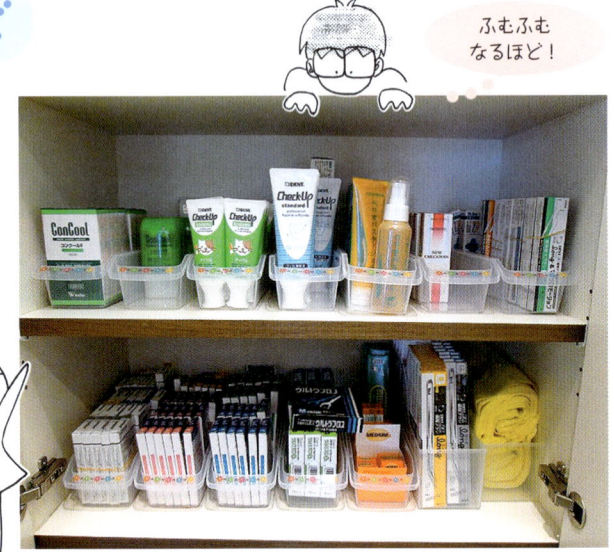

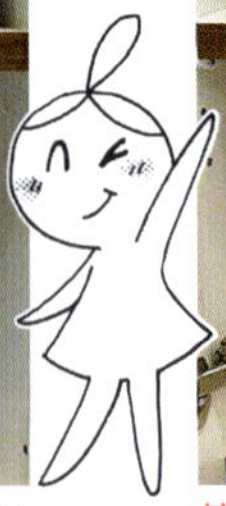

使用期限のさし迫っている物が前にくるように，いつも確認している．

一瞬でカルテファイルを取り出せますか？
ブックエンドで管理しよう

カルテ棚からカルテを一瞬で取り出せますか？ —— おきむら歯科

　カルテなんて，誰でも取り出せると思うでしょう．しかし，そう簡単ではないのです．カルテファイルに入っているカルテは日々枚数が増えるので，置いてある位置が少しずつずれてきます．そしてある日，カルテは棚からはみ出し，ゴチャゴチャしてしまいます．

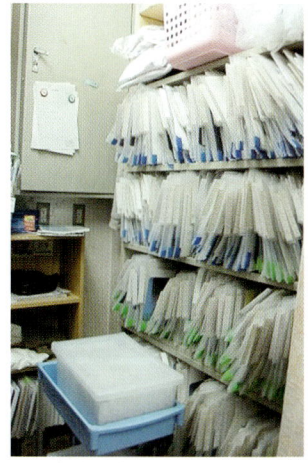

ある歯科医院の風景．こんなことになっている歯科医院さん，ありませんか？

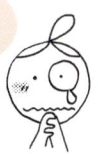

カルテの整理って，本当に大変ですネ

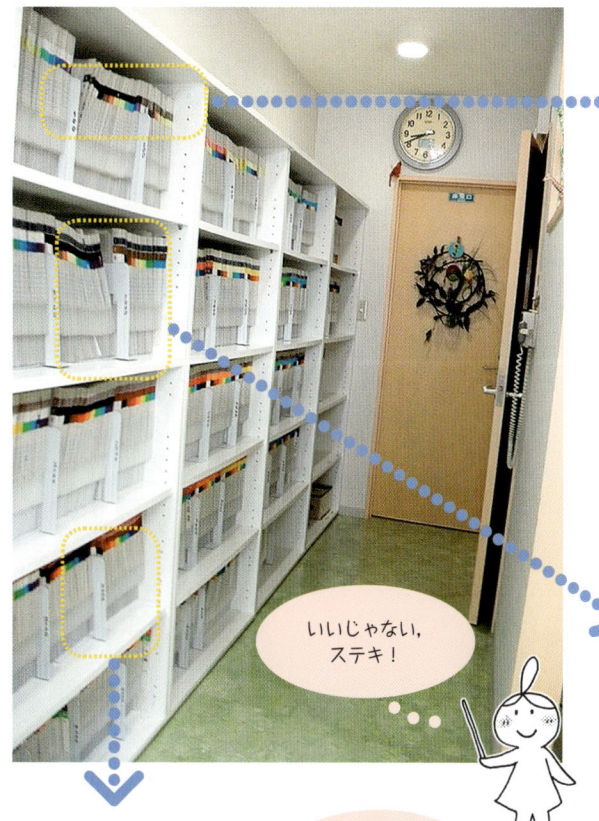

いいじゃない，ステキ！

カルテ番号を入れて一工夫．さらにブックエンドの置き方に注目!!

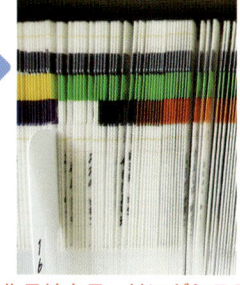

カルテはカラーリングシステムを使用するのがおすすめ．色で判別できるようになっている．これで，間違えて入っても，すぐわかる．迷子カルテが出ないように日々注意．

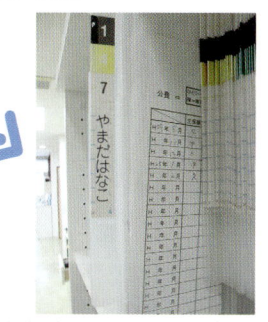

患者番号の下に，名前をひらがなで記入．読み方を間違えないのも，信頼度アップの一つ．

これは使える!!

　棚の整理には，Lサイズの大型ブックエンドがおすすめ．ここは100円均一では無理．ブックエンドにカルテ番号を入れて，だいたいの位置を示すのがミソ．新人でも一瞬でわかる!!

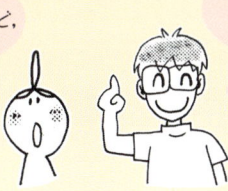

100円均一で何でもそろうと思っていたけど，そうもいかないのネ

ここは投資ですちょっといいものを使いましょう

本来はこのように使っています．

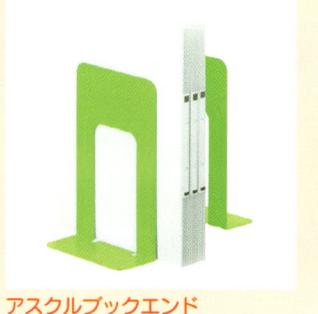

アスクルブックエンド
¥498（2個入り）

❷受付編：受付を見ればはいしゃさんの姿勢が分かる

受付で診療の流れを把握してますか？
ちょっとした仕組みで全体を把握する

　診療が進んでくると，診療室内にいる患者さんと待合室にいる患者さん，どちらの方なのかがわからなくなる場合があります．

　受付においても，どの患者さんが，どのユニットに座って治療を受けられるかがわかると，焦らず対応ができるようになります．

ど のユニットに誰が入られたかわかる仕組みを作る —— はらみず歯科クリニック

患者さんが来られたら，まず診察券を受け取って下段に入れる．
ユニットが開いたら，上段のユニットの番号欄に診察券を移動して，誘導する．

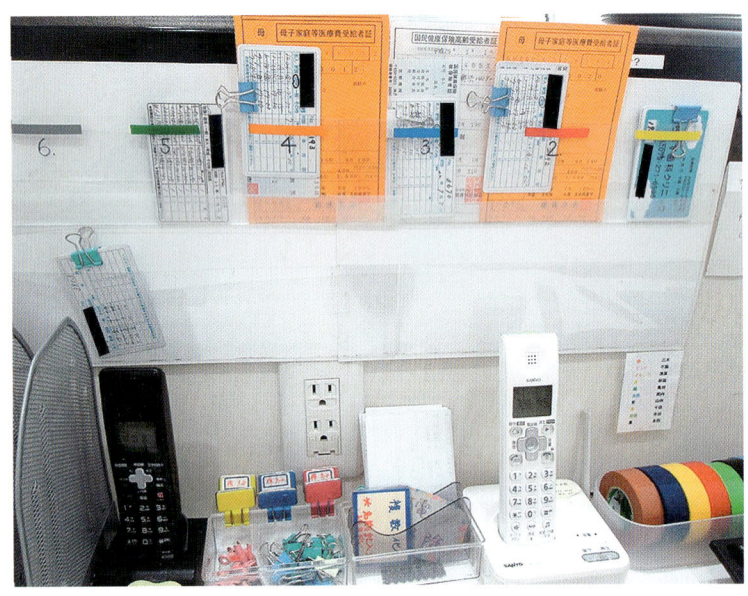

注意！
保険証は確認したら，できるだけ早めにお返しするほうがミスが起きにくい．

診 療室の中でも，誰がユニットに入られているかを把握する —— やまだ歯科

　1日100人の患者さんが来られる歯科医院では，全体の流れを把握することは至難の業．

　「いいモノ，作りましたヨ〜」の声に，予約簿コピーを拝見すると，マグネットを利用した簡易進行表になっていました．

　ユニットの色がそのままマグネットの色です．どのユニットの診療が進んでいるかが一目瞭然．スバラシイ!!

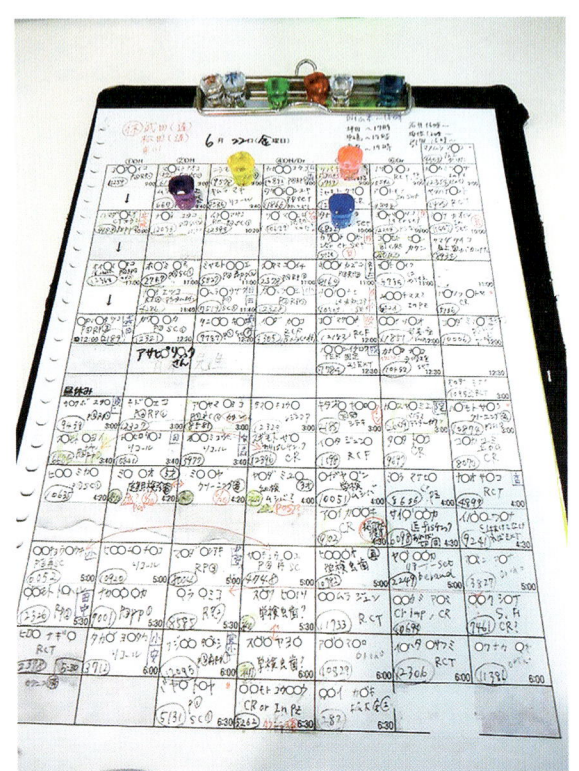

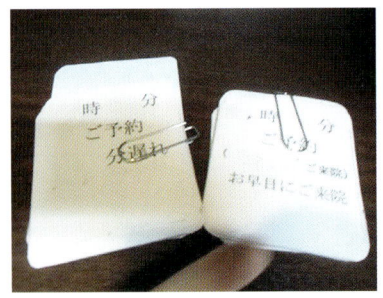

ちょっとした受付情報を診療室へ伝達するために，カルテファイルにカードをつけて手渡しています．

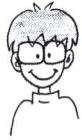

清潔第一！

診療室編

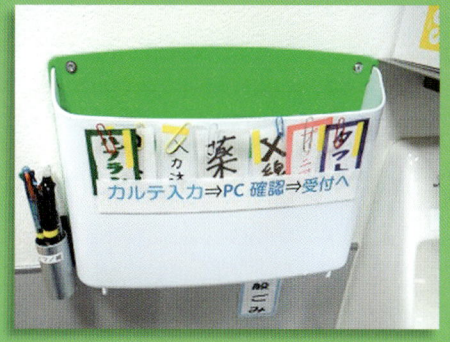
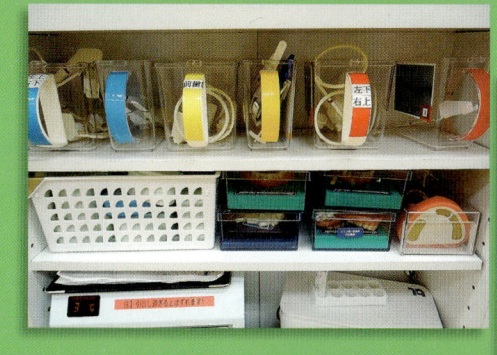
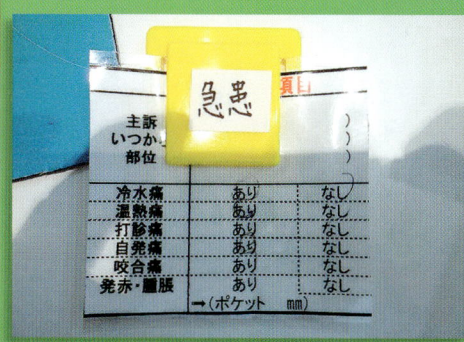

診療室での段取り

診療室は，医院の心．
真の医療を提供する．

予定通りに動かすために
事前に段取りすませておく．

無駄なあなたのその動き
医療の流れを止めてしまう．
医療の質を下げてしまう．
一人一人の行動が，互いを信じて温かい．

専門職種の責任が，いつも問われる診療室．

日々の診療は「視える化」から

一瞬で取り出す・動く・納める
そんな仕組みを作っていこう

CAUTION!!

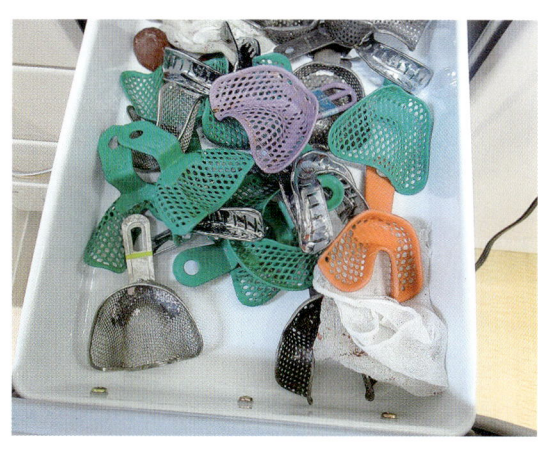

要注意!!
あるべき所へ戻せるか？

モノの置き場所が決まってなければ，
モノはあふれてグチャグチャに．
必ず仕組みは崩れます

ファイルを見て5秒で患者さんの事を説明できますか？

カルテファイルの中，順番を定める

カルテファイルは，来院されればされるほど，どんどん分厚く膨らみます．
「次回の処置は？」「どこまで治療が終わっているの？」
聞かれてすぐに説明することができますか？
誰であっても一瞬でわかる仕組みを作りましょう！

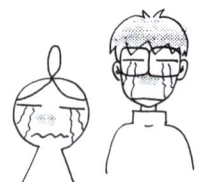

カ ルテファイルの整理のポイントはコレです

①種類別，②時系列に並べて，一番前を最新資料にする！　※カルテだけは一番前が古い情報です．

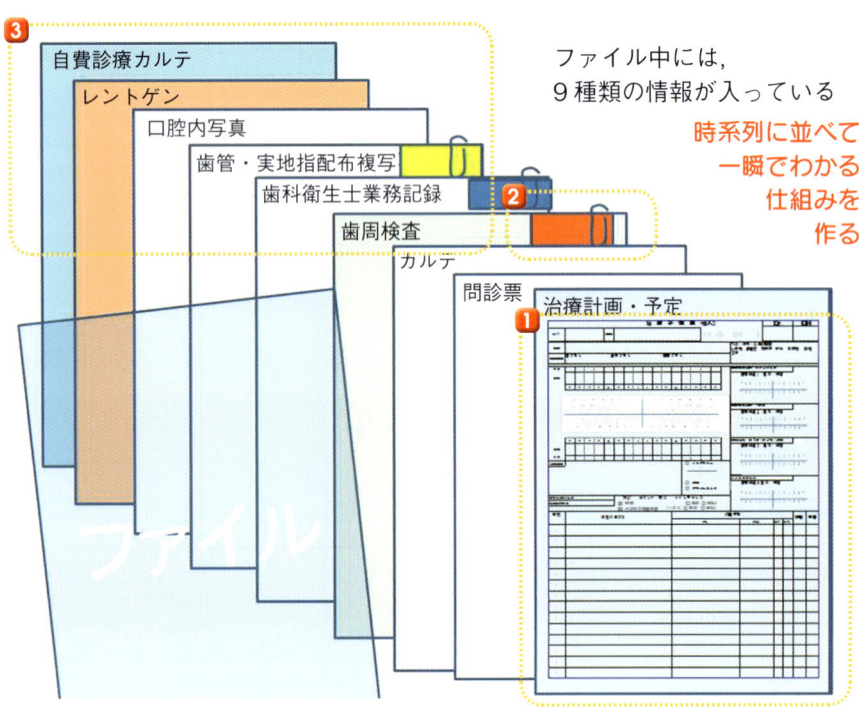

ファイル中には，9種類の情報が入っている

時系列に並べて一瞬でわかる仕組みを作る

1 治療計画・予定表を見れば，一瞬で患者情報のすべてがわかる．

2 種類ごとにまとめ，フセンを1番うしろに貼って，前方へ折ってクリップをつける！これで，増える資料を手早くセット．

3 「あなたのお口の健康は私に任せてください！」記録はきれいに管理する．継続した資料ならば説明もスムーズ．メインテナンスの重要性を再度伝え，これからも二人三脚で頑張っていこう！

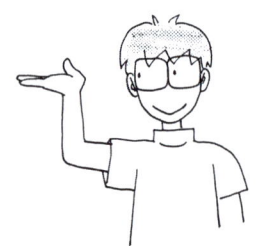

実際には，このようにまとめて管理しています． 各資料は法律に則った期間で保管し，それ以外の資料は破棄しましょう．

い つでもくるわないように，毎回チェック

カルテの中身はすべての患者さんで統一させる．
カルテの管理は難易度が高いけれど，一度ルールを決め，守ることでキレイに保てます．
一人ひとりの意識と医院全体で徹底することが重要です．

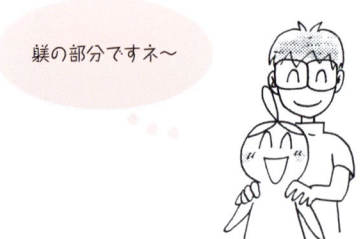

躾の部分ですネ〜

こ の順番で管理

①治療計画予定表
②問診票
③カルテ
④歯周検査用紙
⑤歯科衛生士業務記録用紙
⑥歯管・実地指配布用紙
⑦口腔内写真
⑧レントゲン
⑨自費診療カルテ

カルテの順序をすべて統一にします．毎回患者さんを診るたびに，グチャグチャにする人がいると資料を探すのに時間がかかります．

処 分できる時期はいつか

それぞれ少しずつ保管義務期間が違います．1つの目安を知っておきましょう．

カルテ　5年間	資料・業務や指導記録　3年間	技工指示書　2年間

一瞬で今日は何をすべきかわかりますか？

治療計画を立て，毎回次の予定を書いておく

治療計画表 ── ハッピー歯科医院によるものを一部改正

ホントにスゴイ！ すべての治療内容，予定がこの1枚に集約！
その秘訣をご紹介します．

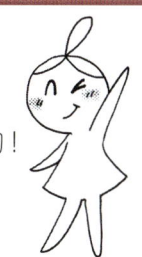

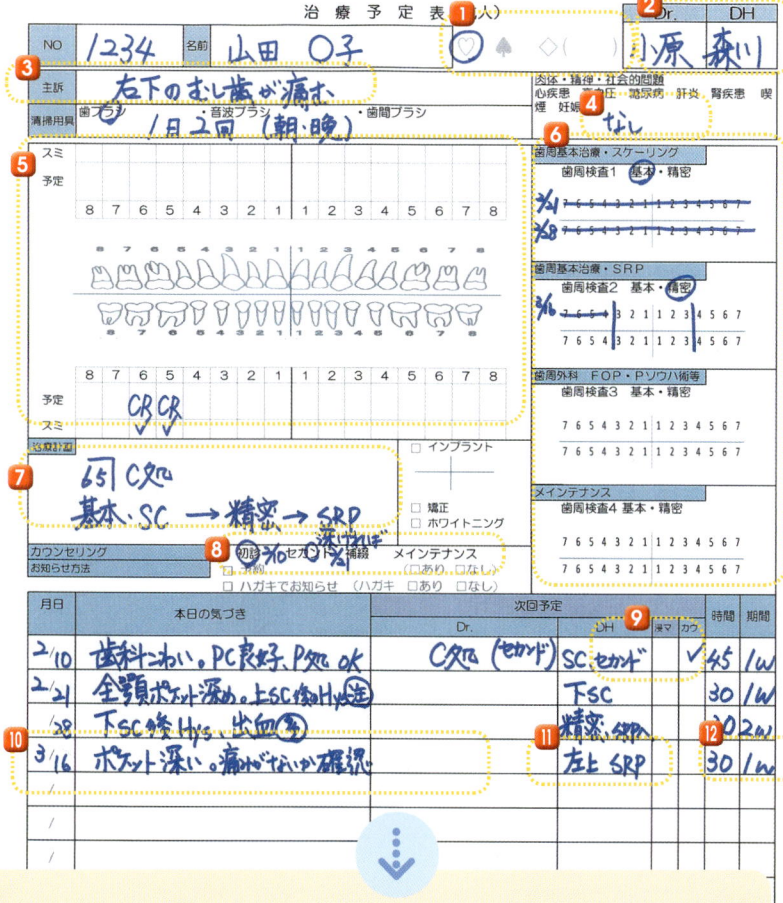

1 ♡ こわがり ♠ 神経質
◇( ) キャンセル多し
↑回数を「正」の字でカウント

2 担当のDrとDHがわかる

3 主訴はC処

4 生活習慣と全身疾患・薬の確認

5 どこにどんな治療をするのか？

6 歯科衛生士業務の欄（予定・実施済）

7 どの順番で治療するのか？

8 カウンセリングは4段階で進める

9 次回はセカンドカウンセリング．予約時間の調整も一瞬でOK！

10 ポケットは改善してない．何か気になることがないか，一瞬で確認すべきとわかる

11 次回の処置部位は，左上SRP．よーしガンバルぞ！

12 次回は30分で1W後の予約

カルテファイルを見て一瞬で
患者さんの情報がわかります！

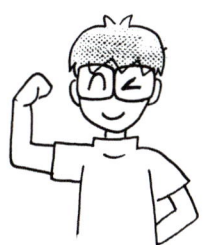

❸ 診療室編：日々の診療は「視える化」から

診療器具, 器材が一瞬で取り出せますか？
引き出し, カゴで管理

引き出しの中をきれいに分類して見せる —— 伊藤歯科クリニック・きりの歯科クリニック

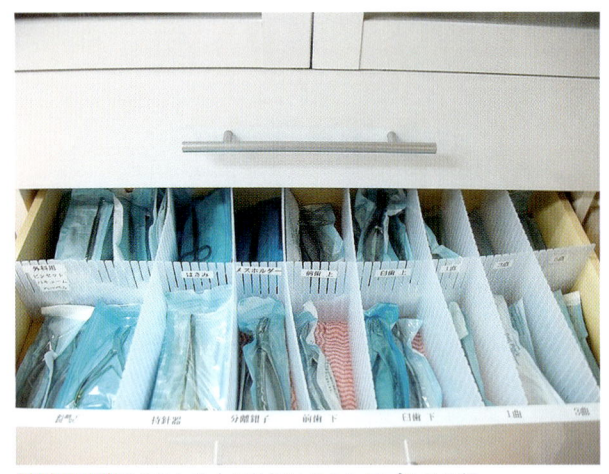

外科器具は引き出しの中に仕切りを入れテプラで分類.

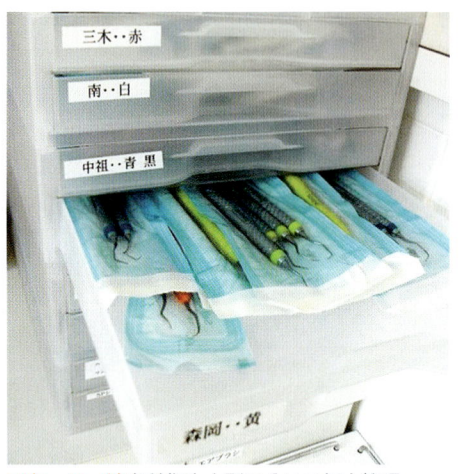

スケーラーは歯科衛生士別に分けて個人管理.

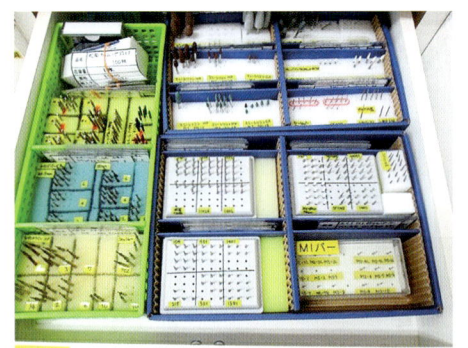

リーマー, ファイル, バー在庫管理. 入っていた小箱から出して管理. 一瞬で何が何本あるか, 答えられなければならない.

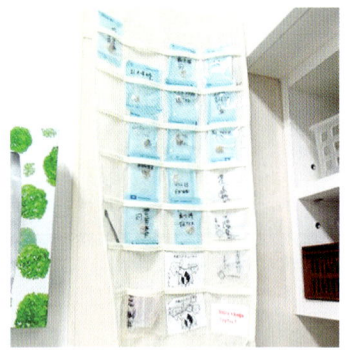

事前に作っている TeC を視える化.

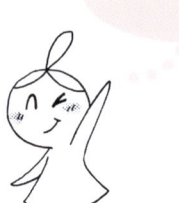

みんな素晴らしいです!!

カゴ管理にして一瞬で取り出す —— くりはし歯科豪徳寺診療所

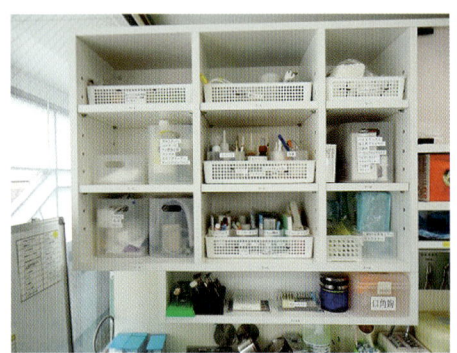

見える収納は難易度が高い. 棚の中はカゴで管理.

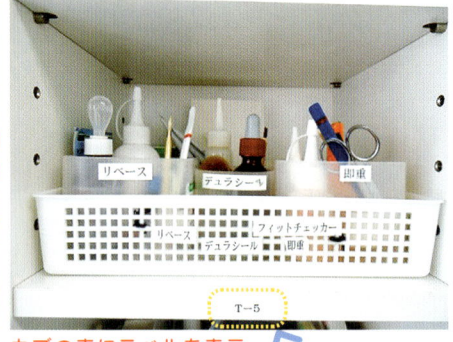

カゴの表にラベルを表示. さらにカゴの中のケースにもラベルを貼っている.

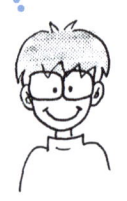

棚にも名前がついているんだネ〜 ホォ〜すごい！

おまけ

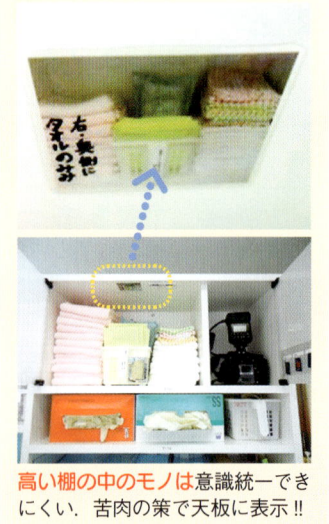

高い棚の中のモノは意識統一できにくい. 苦肉の策で天板に表示!!

まずはいらないモノを捨て，最少のモノで視える化を図る

引き出しの中のトレーを重ねずに管理する
―― 吉村歯科

どこに何が入っているかマスキングテープを貼って書いておくのも手．

完全に固定化されたらテプラに貼りかえよう．

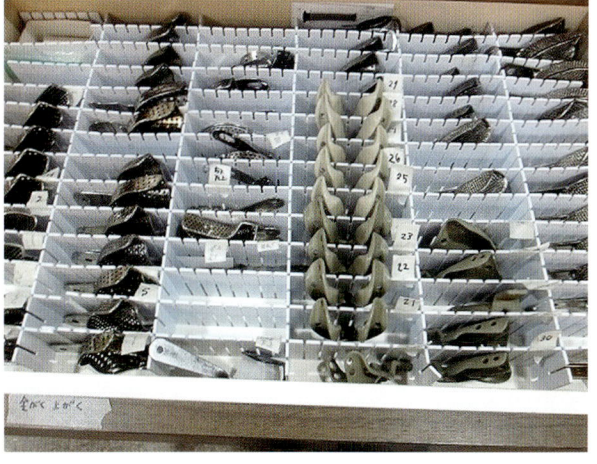

あえて見えないようにすると美しくなる

透明のケースは，中が見えるので一瞬で取り出せそうだが，遠くから見ると乱雑に見える．

棚の手前に白紙を置くだけでスッキリとした空間になる．中のモノはテプラで表示．

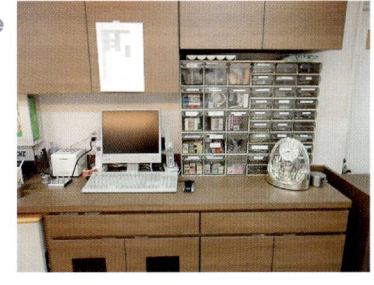

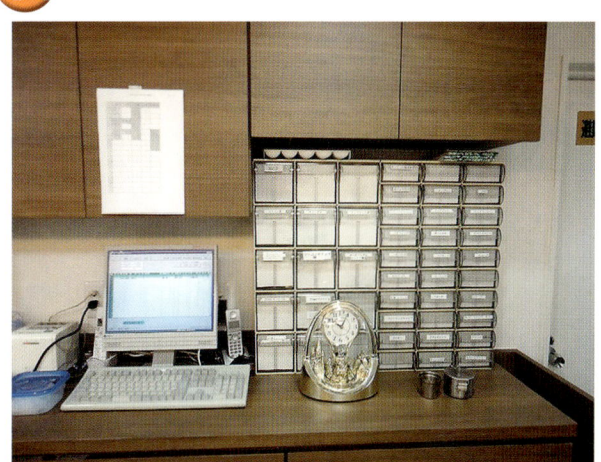

キャビネットの中を安定させる ―― 佐伯歯科医院

引き出しの中は，開け閉めするたびに中のモノが動く．
ダンボールを応用して作られている間仕切りが役に立つ．おすすめ!!

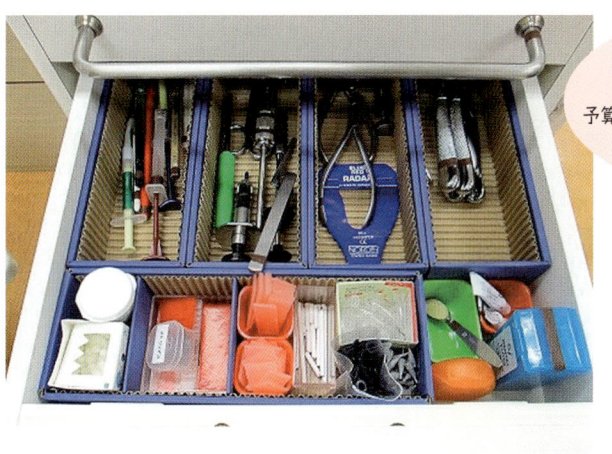

もし，スタッフの中でカイゼンしたい!!というメンバーがいたら，予算化して，ぜひやらせてあげて下さい　途中で混乱しても，やり続けるが基本です

ベテランの皆様，若手スタッフのがんばりを見守ってあげて下さい

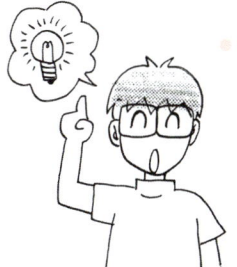

❸診療室編：日々の診療は「視える化」から

どうして診療がスムーズに流れないの？

次の日のカルテは，前日昼休みには用意する

診療中，自分が対応している患者さんの所に先生に来てもらいたい…と思うことがありませんか．

そんなときでも，ほとんどが予約時間内に来て頂ければ用は足ります．ということは，予約簿から見直す必要があるということです．

スムーズな診察が進む歯科医院さんは，診療当日が勝負なのではなく，その前々から診療を動かす仕組みができています．当日「がんばります」では遅すぎるのです．

全体の動きが見える予約簿にする

わかりやすい予約簿に書かれていること．
①本日いるメンバー
②患者名（番号）と処置
③歯科衛生士・歯科助手の担当者

予約の取り方ひとつで，月に何十万円も収支が違ってきます．だから，受付の予約管理は重要．

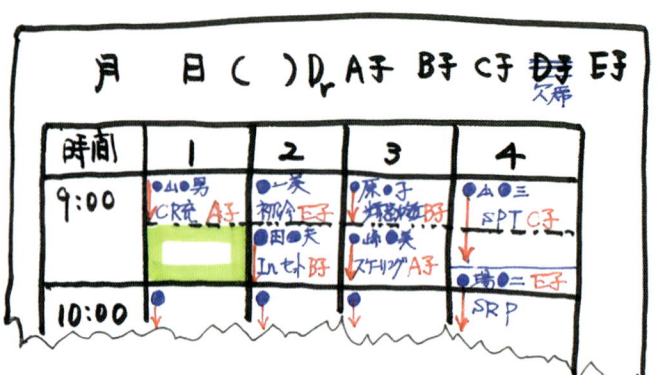

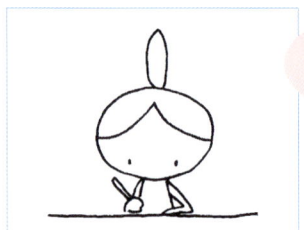

コツコツ継続

前日昼の打ち合わせ → 当日朝の朝礼

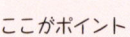

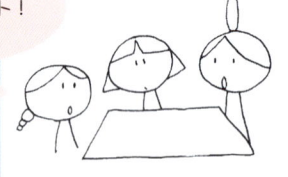

診療補助に誰がつくかを明確化する：患者担当制ならば歯科衛生士は，どのように動くのかわかっていますので，診療補助も担当者を明確化させます．前日の昼休みに，割り振りします．歯科助手の方とも連携しましょう．

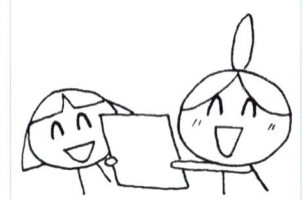

打ち合わせを行う：担当がわかれば「この患者さんはこういう方なのでお願いします」と伝達が可能になります．難しい処置ならば，院長とも打ち合わせを行います．

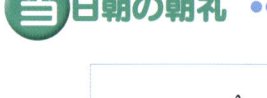

全体を調整する：朝礼では特にすべきことを徹底します．「朝9：00の●原●子さんの精密検査では補助が必要です．A子さん，記録時に補助をお願いします…」など．

当日の診療をスムーズに進めるための新しい工夫
日々の小さなひらめきを生かす

ス ムーズな診療を行うために ── ハッピー歯科医院

ユニット周りには，必要以上のモノを置かない．これは結構難しい．

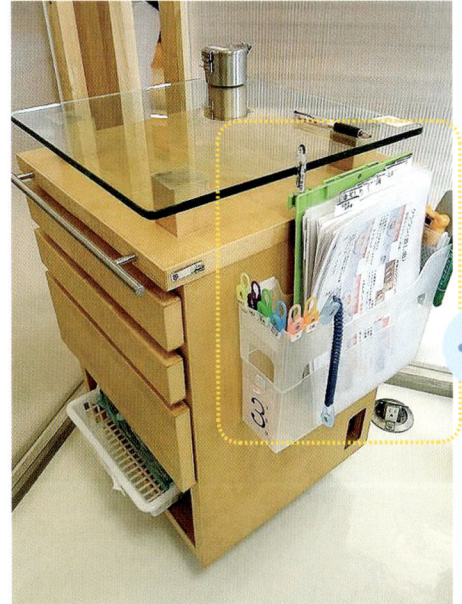

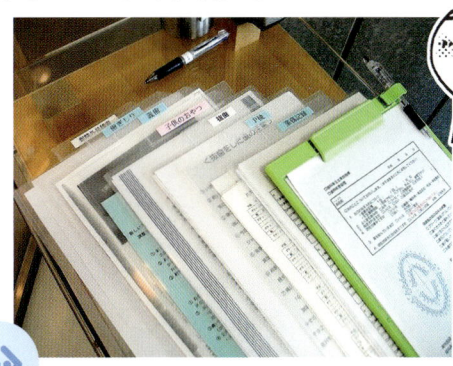

1日分入ってこの薄さ！

これだけの資料が入っているのに，この薄さ．朝の掃除時に，1日の必要枚数をチェックしています．

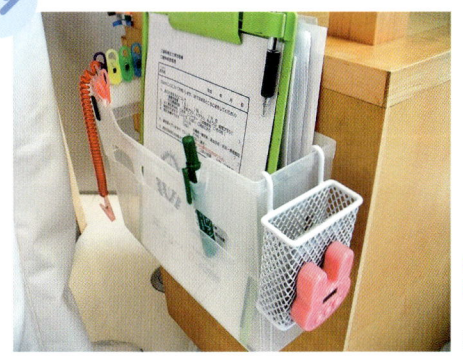

どの処置にどれくらいの時間がかかるかは各ユニットにタイマーを設置．小さな時間のカイゼンが繰り返されています．

先 生に来て頂きたいとき，どうするのか

「○○ユニットお願いします」と言っても，先生には何のことかわかりません．
また，2カ所以上から声がかかると，どこから行けばいいのかわかりません．それでこのカード方式が誕生しました．

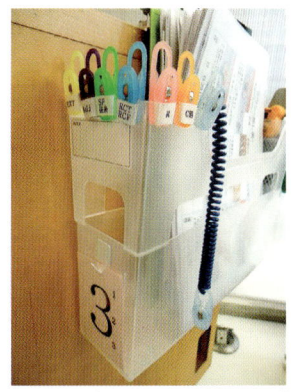

各ユニットにカードとクリップを配置

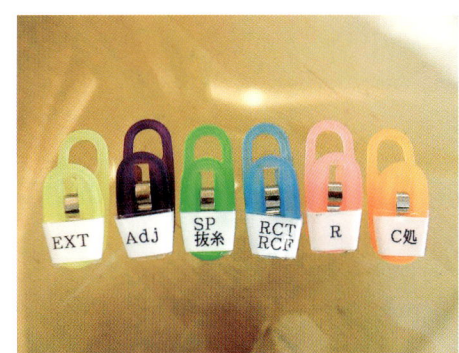

クリップには処置名を明記

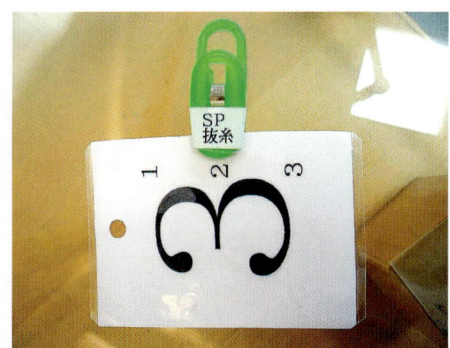

3番ユニットに SP抜糸の患者さんが入りました．「急ぎの処置が終わったら，2番目にいらして下さい」という意味．

❸診療室編：日々の診療は「視える化」から

外科手術の段取り どうすればスムーズにできるの？

患者さんの状態を確認するための6段階

外科手術の予定が入ったときは，何を行っていますか．
「手術の前に，今のお薬止めないといけなかった」「全身の確認した？」なんとも不安なヒヤリハットが出てくることがあります．
普段から，どこを見ておく必要があるのか，情報を共有しておく必要があります．
外科の手術日にあたふたするようでは，当日の処置がうまくいくはずがありません．
手術日までに準備しておくべきことは2つ．

　　1つ目は患者さんの全身状態をしっかり把握しておくこと．
　　2つ目は手術の日までに器材を揃え，チームとして打ち合わせを完了しておくこと．
当日は，決まったことしか動けません．

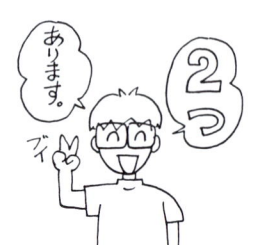

患者さんの状態を確認するための6段階

全身状態の把握

1. 問診票に記入して頂く
初診時に書いてもらう．

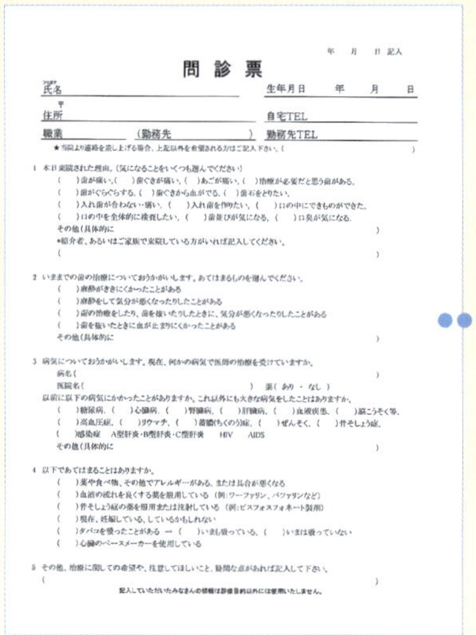

2. 確認する
患者さんにも直接確認．

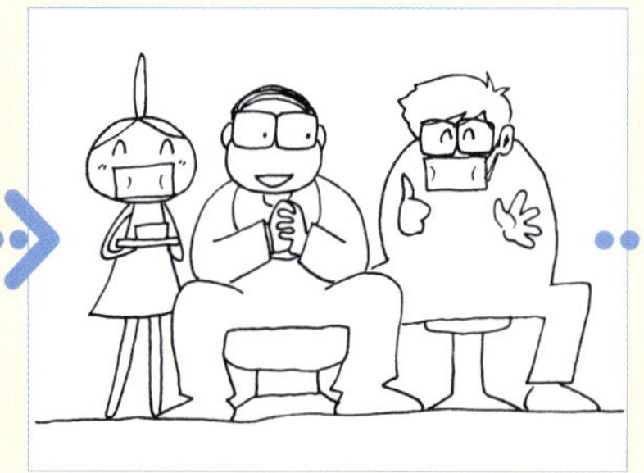

3. 治療計画を立てる
全体を通しての治療計画を立てる．見えやすい所に全身疾患と薬の欄を作る．

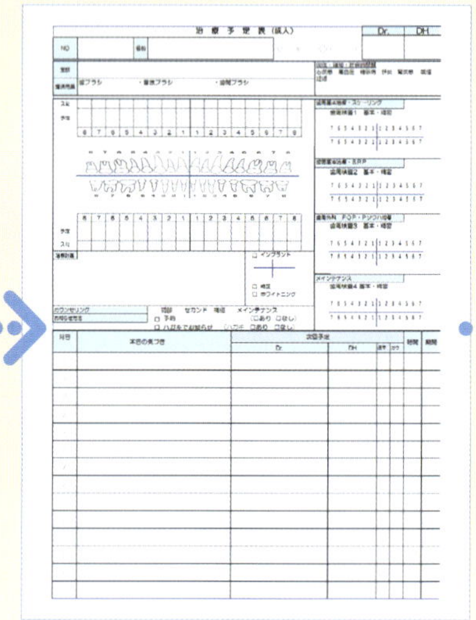

チームとして治療提供するための段取り

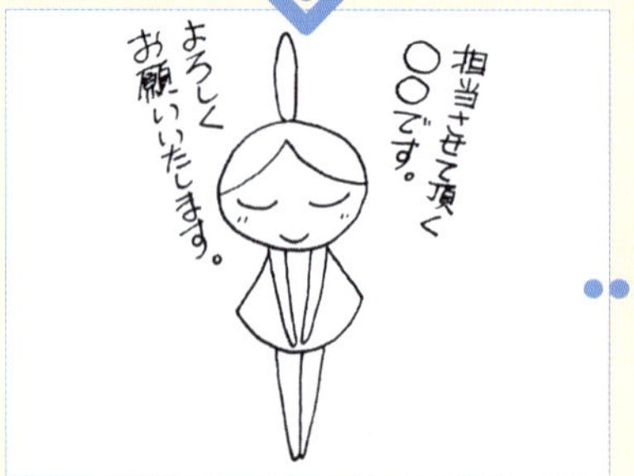

担当スタッフになったら自覚と責任を持つ．

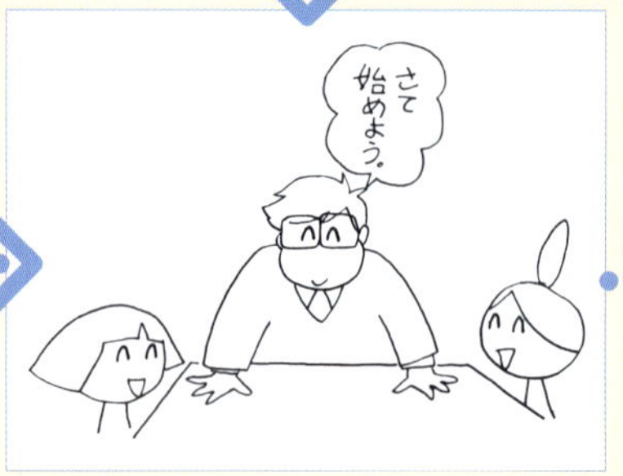

チームとして考える．それぞれの職種から報告を受けてプランニングしていく．大きな流れを「視える化」しておく．

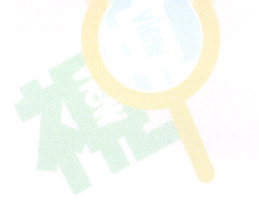

　外科手術の当日になって「こんな薬飲んでいるのに，処置できないでしょう」など全身疾患との関わりを問われる事があります．
　私どもでは，次の6段階において，その都度チェックをかけようと呼びかけています．
「誰かがしてくれる」そんな思いが事故を招きます．
①初診時，問診票を書いて頂いたとき
②問診で確認したとき
③治療計画を立てるとき
④毎月，患者さんに指導したとき
⑤手術日が決まり，患者さんに説明した日
⑥手術の当日

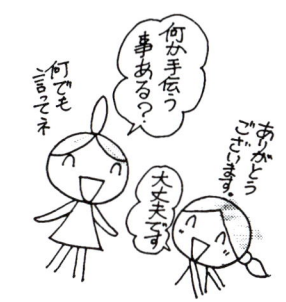

事故が起こらないように直接の声かけも大切

❹ 毎月の指導時にチェック

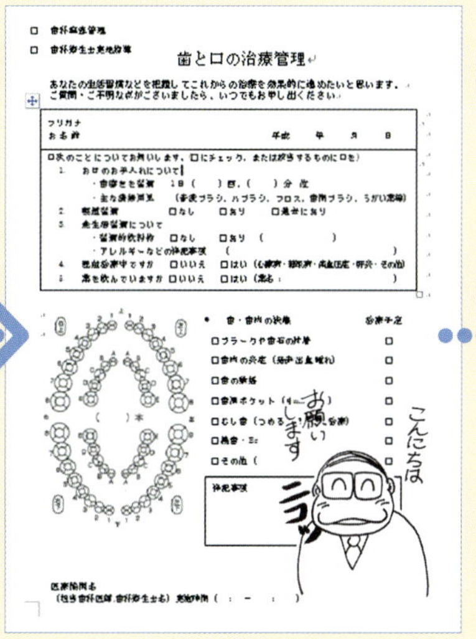

1月に1回は，歯科疾患管理や歯科衛生実地指導で，全身状態や薬を確認する．

❺ 手術が決まった日に再チェック

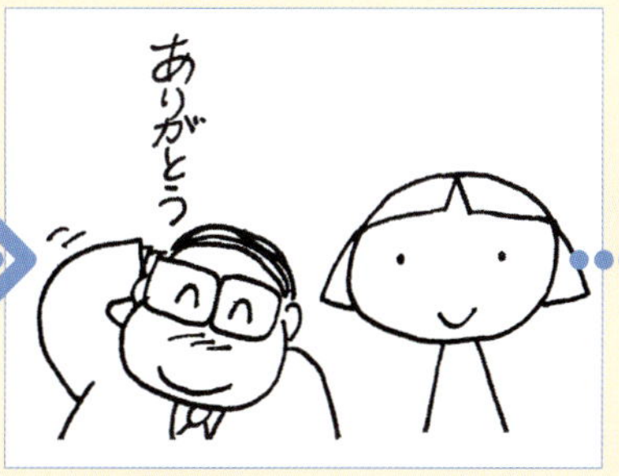

治療計画書を確認．次回の治療予定と全身状態を再度チェック．

❻ 手術の当日確認

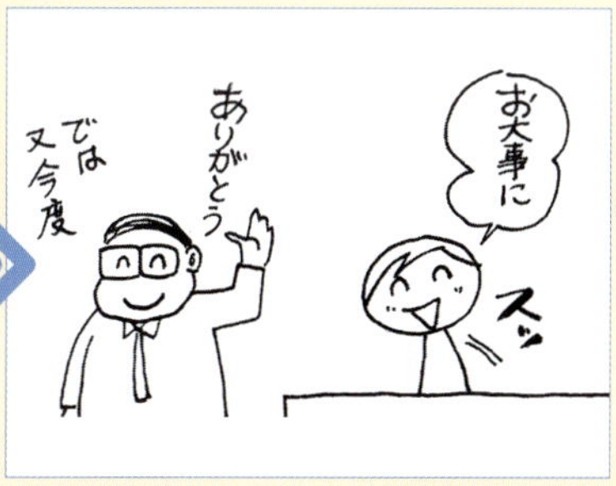

さあ手術当日です．本日の体調や止めるべき薬が飲まれていないかを確認します．

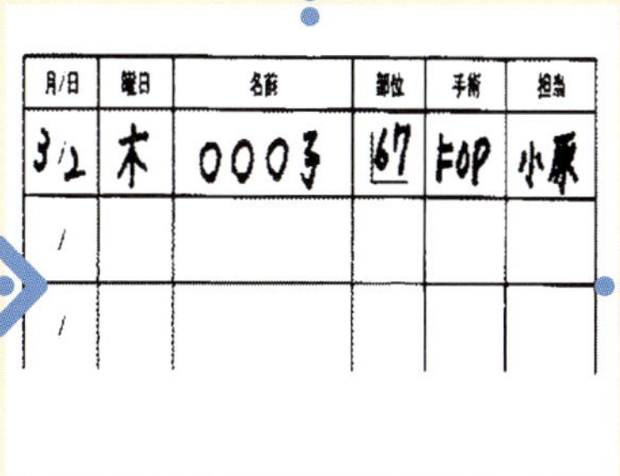

手術日が決まったら見える場所に掲示する．

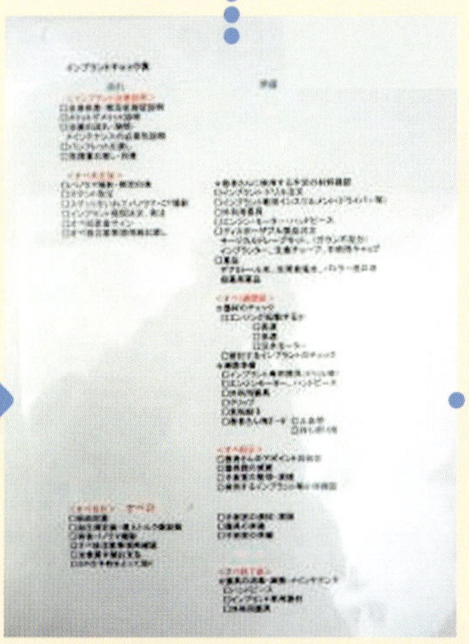

マニュアルに合わせてどんどん準備を整えましょう．準備物や打ち合わせは，チェック方式で確実に進める．―ハッピー歯科医院

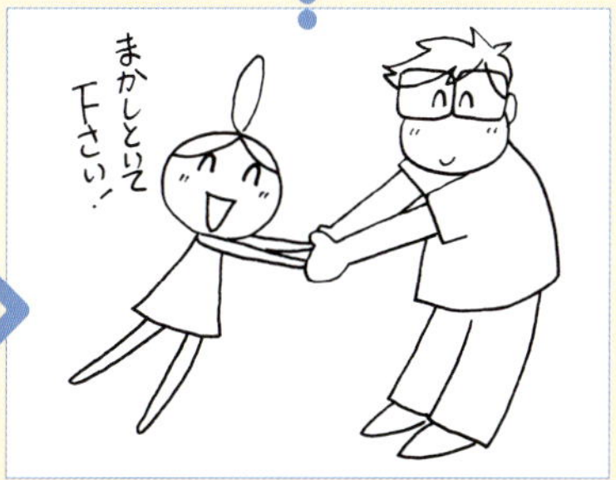

最終打ち合わせが終わりました．器材もそろっています．補助もフォーハンドテクニックでOKです．

❸診療室編：日々の診療は「視える化」から

患者さんとの情報共有はいつ行うの？
カウンセリングを行うタイミングをのがさない

　患者さんは色んな感情を抱いて歯科医院に来院されます．そんな患者さんの「不安，不満，不信」を取り除き，安心して治療を受けていただくためには，「患者さんの思いをくみ取り，適切な情報を提供する」ことがとても重要です．

　治療中の情報提供は，治療の段階に応じて行わなければなりません．カウンセリングで不安を取り除き，良好な関係の中で最善の医療を提供していきましょう．

　そのためには「担当するDrによって治療の流れが違う」「カウンセリングのタイミングがいつかわからない」「誰がカウンセリングやるかわからない」なんて事がないように，医院で統一した治療の流れを確認しておきましょう．どの職種が，どのカウンセリングを担当するのか，誰が関わるかということを視える化してみましょう．

診療の流れ

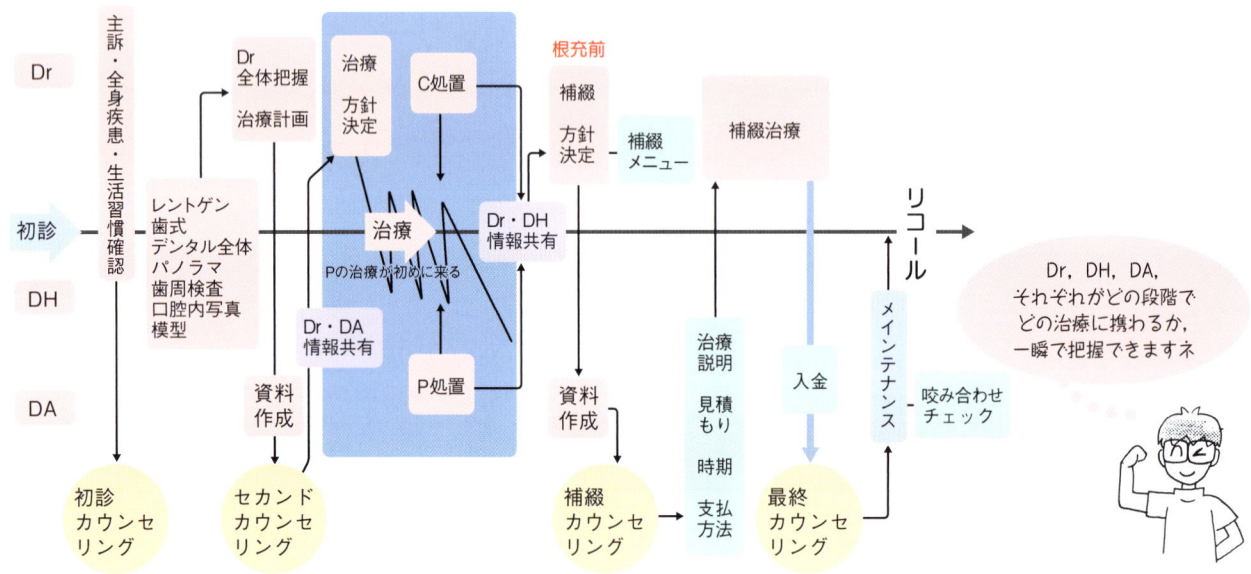

4つのカウンセリングで，ラポールを図りましょう

カウンセリングは，落ち着いた空間で行いたい —— 吉村歯科

　カウンセリングルームは，患者さんの個人情報を含めて話をする場所ですから，清潔感や安心感のある空間が求められます．

　パソコンや模型，資料・書類などを揃えたうえで，理解しやすい説明に心がけましょう．

　あなたと共有した時間が，患者さんの人生によい影響を与えますように…．

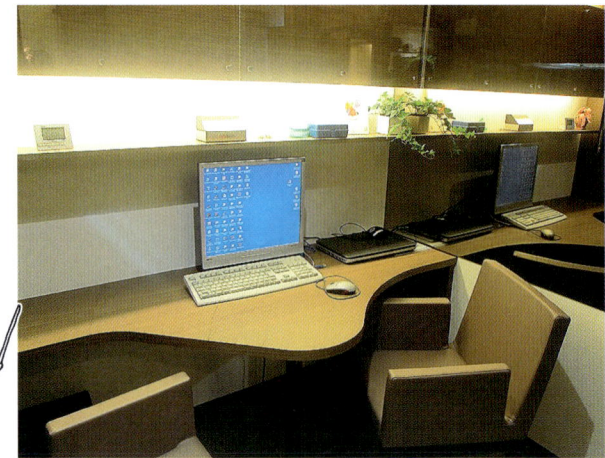

4つのタイミングでの情報提供で患者さんとの信頼・絆を強くする

初診カウンセリング

治療に対する患者さんの思いをしっかりと聞き，医院のシステムを伝え，ご理解頂いたうえで来院して頂こう！

- 来院・歯科への不安の解消
- 医院としての基本方針（理念）
- 治療や予防のシステム
- 治療の選択と治療の流れ
- 予約の取り方
- キャンセルについて

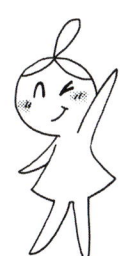

セカンドカウンセリング

検査結果をもとに，現状をお伝えし，医院としてできる治療内容をしっかりと伝えよう！

- 治療への不安や不明点の解消
- 検査結果をもとにしっかりと現状の説明
- 現在の問題点をもとに治療方法の話し合い
- 患者さんとしっかりコミュニケーションを図り円滑に治療を進める

補綴カウンセリング

ご要望にお応えできるよう，人生を共に考え，Goalを定めよう！

- 今までの治療内容説明と口腔環境維持について説明
- 補綴治療への不安や不明点の解消
- 保険治療と自費治療のメリット，デメリットについて説明
- 患者さんに合った治療内容の選択，決定

最終カウンセリング

「あなたのお口の健康は私に任せてください！」メインテナンスの重要性を再度伝え，これからも二人三脚で頑張っていこう！

- メインテナンスを続けることでの明るい未来の提案
- 全体の治療終了時点での現状説明
- 予防，メインテナンスの重要性
- 次回の予防管理内容の説明
- 不安や不明点の解消

患者さんとの信頼関係で医療は成り立ちます．
しっかりとコミュニケーションを図ることが最大のポイントです！

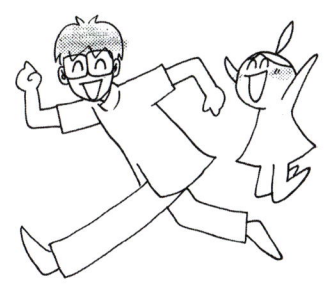

❸診療室編：日々の診療は「視える化」から

時間に追われず動くためにはどうしたらいいの？
時間の「視える化」を行う

「組織は戦略に従う」というアルフレッド D. チャンドラー，Jr. の言葉があります．
組織として，一致団結して動くためには計画がいるのです．
日々の計画には 2 つあります．
1 つは予約簿での診療の流れです．
もう 1 つは診療を動かすための裏の流れです．助手の方々が，診療と同時進行でどのように動いて下さっているのか，またチーフクラスが，その調整のためにどれだけ時間を割いてくれているのか，先生や歯科衛生士には把握しづらいところです．この裏の「視える化」をぜひ，おすすめします．

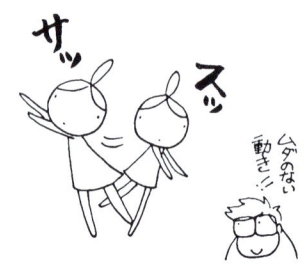

裏の流れを明確化する —— くりはし歯科豪徳寺診療所

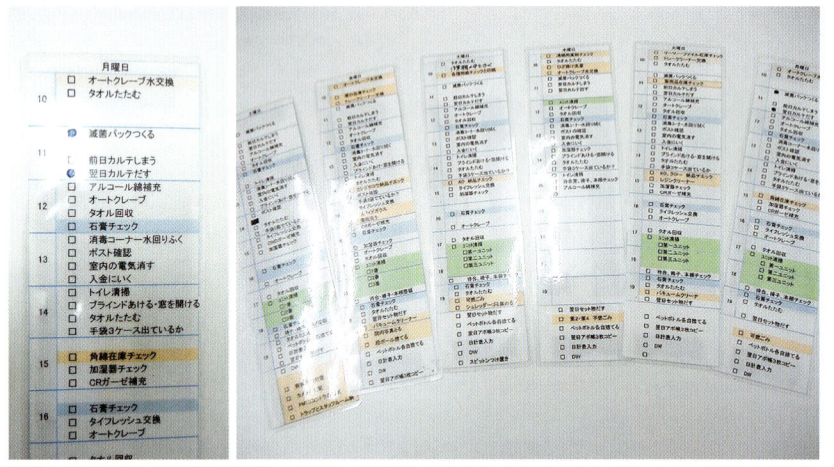

何時に何をするのかを書きだしてみる．時間の中でやるべき事も入れておくと，長期の計画もスムーズにいく．

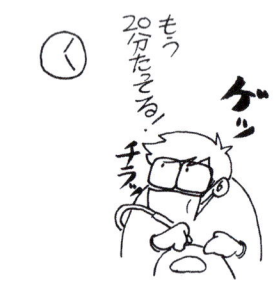

時計はデジタルではなくアナログを使う
「あと何分」を視覚で一瞬で確認するためにはアナログがよし!!

時間に合わせて行動する工夫 —— くりはし歯科豪徳寺診療所・右田歯科医院歯科口腔外科

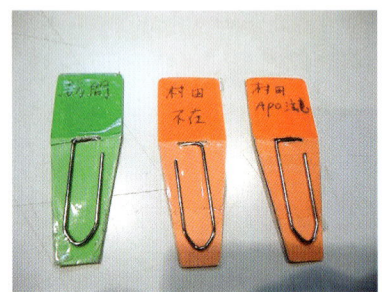

スタッフが，シフト制であるならば予約簿を開いた瞬間に，この日は…と気づきたい．作り方は簡単，クリップにコメントをつけてその日のページにつけておく．

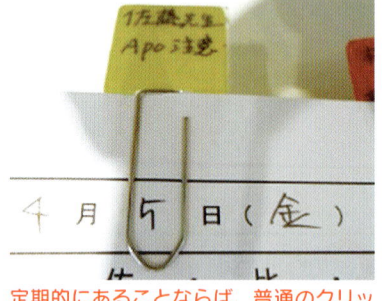

定期的にあることならば，普通のクリップにつけておく．予約簿を開いたときに，その日あることにすぐ気づける．

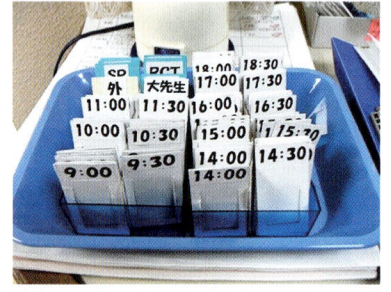

はねつきクリップに時間をつけた物を受付でカルテファイルにつけている．何時からの患者さんかすぐわかる．

器具の消毒・滅菌が次の作業をスムーズにする
セットに組んで，一塊として作業する

「ブラケットテーブル上に，必要なもの以外を置かない」は，スムーズな診療を行ううえではとても大切なことです．しかし，ないから取りに行くならば診療は止まってしまいます．ちょっとした工夫を紹介しましょう．

バー・リーマー・ファイルはセットにして滅菌し，上手に保管する ── 伊藤歯科クリニック

一度セットで組んでしまえば，処置後すぐにスタンドに戻し，そのまま洗浄→超音波→滅菌にかけてしまう．

バーを消毒滅菌後に，バースタンドに1本ずつ戻す作業がいらなくなる．

使用後，消毒後，滅菌後にすべてのバーがそろっているか確認する．ものすごく管理は簡単になる!!

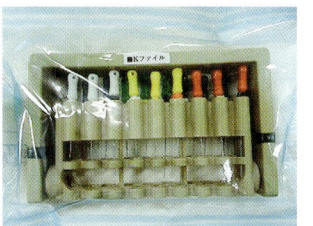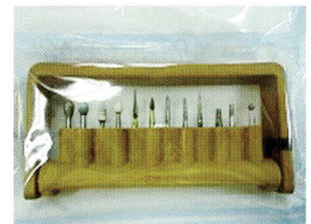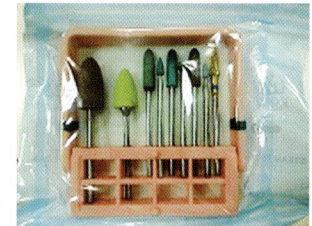

バースタンドに一工夫．高さをそろえるために，穴をあけて使用している

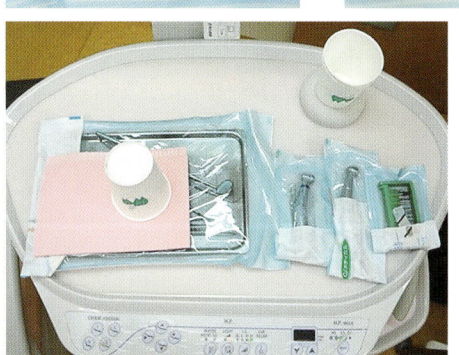

使うものは消毒滅菌が終わったもの．清潔な状態で保管されたモノを使う．

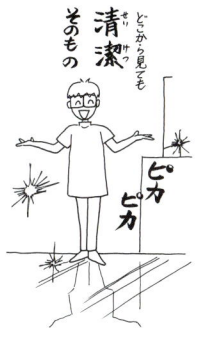

タービン・コントラは毎年計画的に購入していく ── 伊藤歯科クリニック

毎回滅菌済みのタービンが使えないとなれば，消毒は重要．タービンやコントラは日々のメンテナンスをしっかり行おう．実は修理に出すと何万円もかかる．使用説明書通りに管理するのが基本．

患者さんのためにも，毎年少しずつ数を足していく．

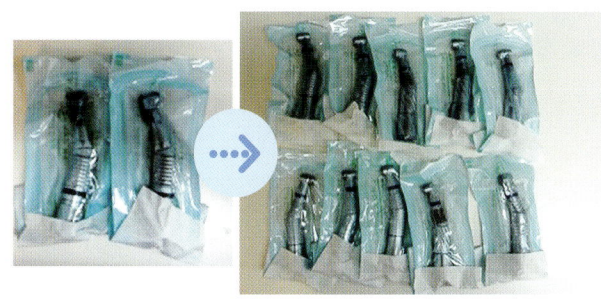

基本セットは施術側を統一させる ── くりはし歯科豪徳寺診療所

基本セットの作業側にカラーラベルを貼るだけ．ちょっとした事で操作性抜群になる．

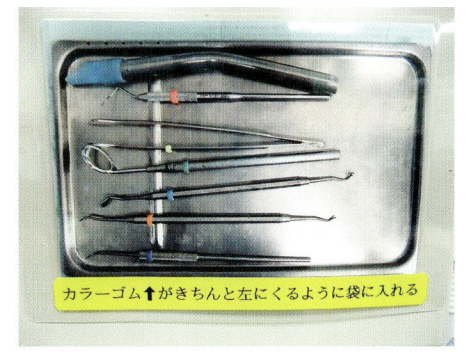

限られた時間をどのように使うの？
基本的な処置に要する時間を知っておく

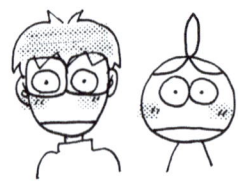

患者さんを待たせても平気な歯科医院があるわよネ

予約制なんですから，患者さんとの約束守りたいです…

予約を守るのは，根性ではない —— くりはし歯科豪徳寺診療所

もしも，患者さんとのお約束が30分の診療ならば，その分めいっぱいの時間を使ってはいけません．
5分前に終了しなければ，次の患者さんの予約時間に食い込むからです．
今日やった事の説明，業務記録，カルテ入力，片付け，次の患者さんの診療準備があります．
この作業には必ず，時間が必要なのだと思って診療に取り組みましょう．
「10分前意識」・「5分前終了！」この気持ちひとつでスムーズな体制に変化します．

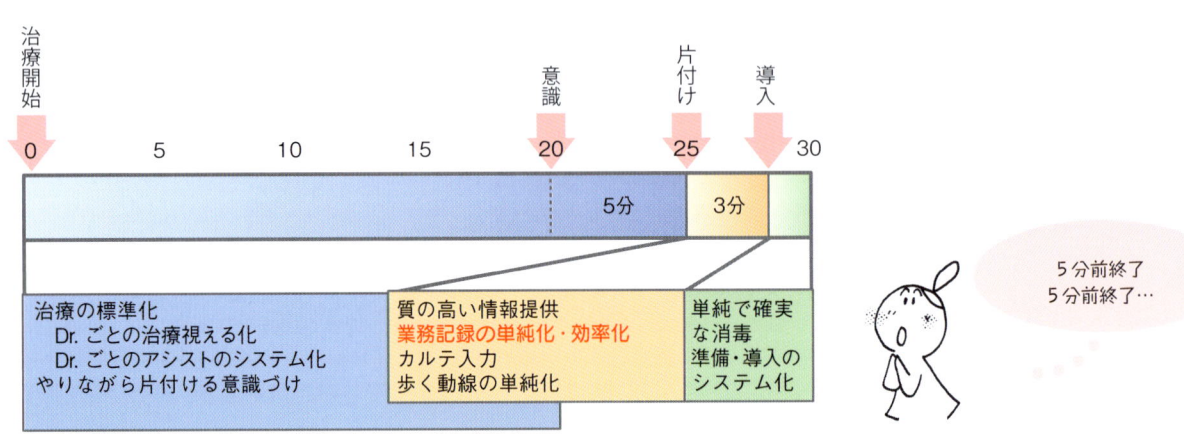

5分前終了 5分前終了…

時間の価値を確認し合う —— くりはし歯科豪徳寺診療所

診療の準備は，処置ごとに時間が違います．
用意するための時間短縮を図るためには，動線を短くして動きを単純化する努力が必要です．
「とにかく早く」が最善でもありません．
子どもだったら，安心安全を心掛け，落ち着いた誘導が必要になる場合もあります．
目標秒数は新人育成の合格ポイントにもなりますので，マニュアルにも記入しておきましょう．

治療準備 （単位：秒）

	最短	最長	平均	目標
RCT	37	125	78	60
CR	30	61	51	50
KPImp	20	35	30	30
SET	29	52	37	30
レコア	63	70	67	60

案内・荷物預り，挨拶，基本セット準備，Dr.への引継ぎ

	最短	最長	平均	目標
子ども	13	64	52	60
大人	42	184	98	60
お年寄り	92	97	95	90

達成　90％以上　70％以上　70％未満

1つの職種で全体を動かすのは不可能

ガンバロー！

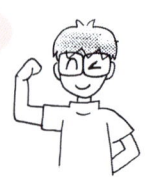

時間をイメージしながら動ける工夫をしてみよう

驚愕の時間管理 —— くりはし歯科豪徳寺診療所

各ユニットにタイマーが置いてある歯科医院は多くあります．しかし，どのユニットからも音が鳴るとうるさくていけません．ここでのタイマーは，バイブレータータイマーです．診療終了の5分前に振動するようになっています．だからタイマーは各自のポケットの中に入っています．

スゴイネ，くりはし歯科!!

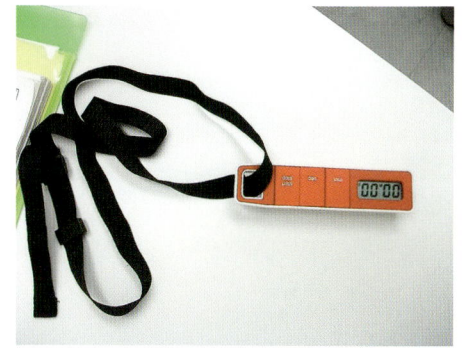

reina バイブレーションタイマー reac Japan

10分あればトレーニングを始める

くりはし歯科さんでは，診療が10分前に終了していたら，次の患者さんを導入する前に，ここでは5分間トレーニングが入ってきます．

TeCを5分で作れるようにトレーニングプログラムが組まれているからです．でも決して予約時間に食い込むことはありません．患者さんの予約は終了時間だけでなく，開始時間も守ります．

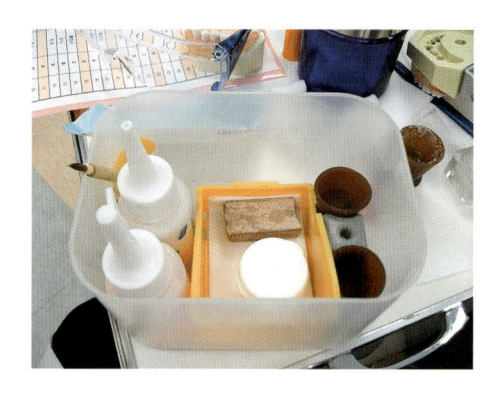

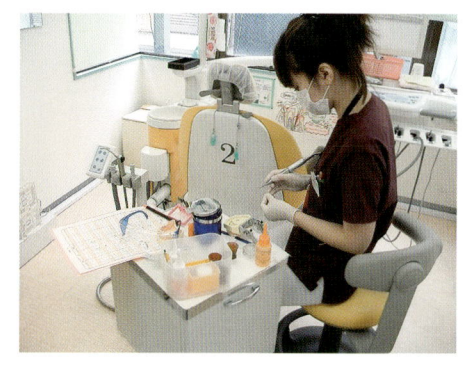

チョット一言，こんな行動していませんか？

■ダメ行動①
　いつも患者さんには「予約時間を守ってください」「キャンセルのときはご連絡ください」と言ってるのに，平気で待たせる歯科医院．人に厳しく自分に甘く…．

■ダメ行動②
　「うちって，レベルの高い診療をしているので，どうしても診療が長引いてしまうのよ」と言っている歯科医院．それならそれで，その時間を確保しなければならない．計画性のない治療ではダメ！

■ダメ行動③
　急患の患者さんは必ず入れてと急患の定義なしに，アポなし患者さんをドンドン入れてしまう歯科医院．予約を取られないほうが診てもらえると思われる．ますます時間は狂いっぱなし．

■ダメ行動④
　診察時間が遅れて，毎月遅くまで残業している歯科医院．人間そうは長時間働けない．患者さんも大事．しかしスタッフも大切!!

❸診療室編：日々の診療は「視える化」から

キャビネットの中，統一されていますか？
新人を混乱させないために固定化する

新人が入ってはじめてアシストにつくとき，どこに何があるかわからなければ，かなり焦ります．

ましてや，マニュアルがない所では，先輩DH，DAの診療をやりながらの焦った言葉や動作が頼りです．メモをとって覚えるにしても，新人にとっては過酷な状態となります．

では，落ち着いてアシストにつくためには…？　早く覚えられるように「キャビネットの中を，すべて統一させて下さい」とおすすめしています．

キャビネットの中を開ければ，その組織の体制が見えてくる —— ハッピー歯科医院

落ち着いて，いい治療を提供するためには，どのキャビネットも，同じモノが同じ場所で統一されていることが基本です．

どこのキャビネットの中にも，同じ物品が同じ配置で管理されていれば，新人でも動きやすい体制になります．教育や材料の管理がとても楽になります．

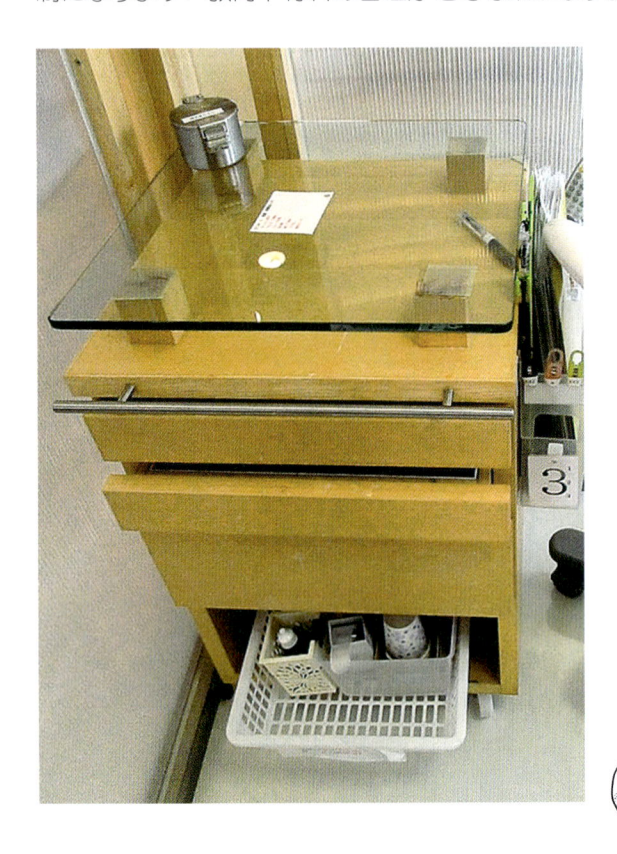

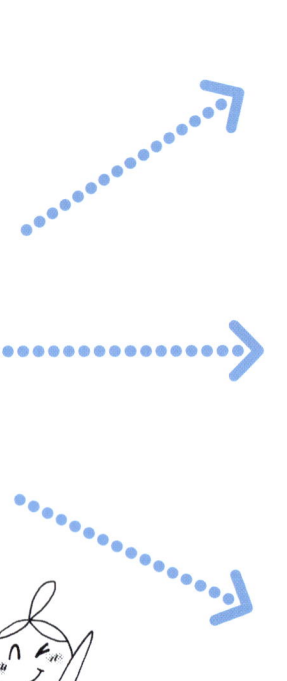

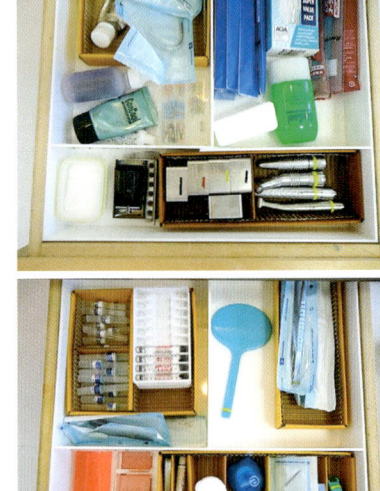

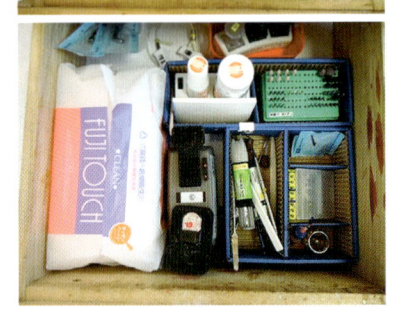

※ちなみに…
キャビネット内の管理は

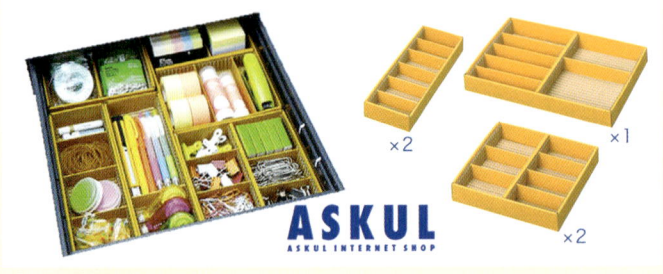

引き出し整理ボックス

動きが止まらない流れを作ろう

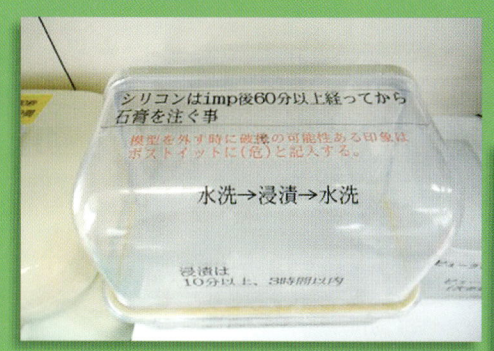

消毒ルーム編

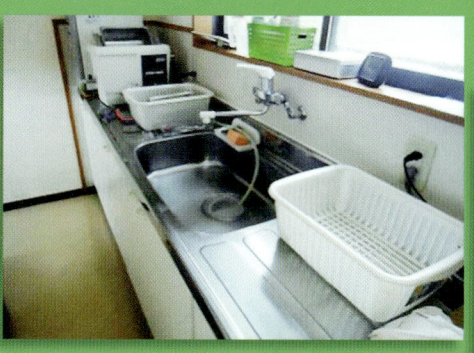

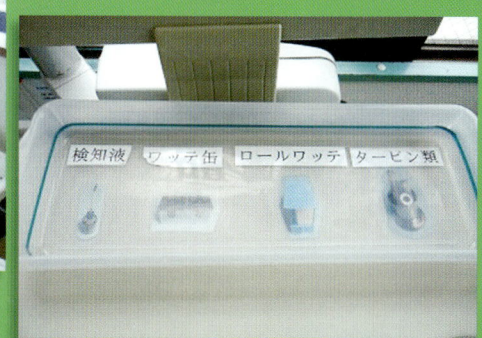

消毒ルームの段取り

安全な治療を提供するために,
消毒ルームは存在する.
治療のすべてがここにある.

停滞しない流れ,
不足しない物品,
なくすことのない小器具,
乾燥した環境,
そして事故が起こらない体制.

絶え間ない連続動作の中に,
担当者としてのプライドが光る.

医療のすべてが,
見えない所で
整えられる.
裏の実力が,歯科医院を支えている.

医療として一番しっかり動かす所

使う器材や薬剤を
みんなで理解し合いましょう

CAUTION!!

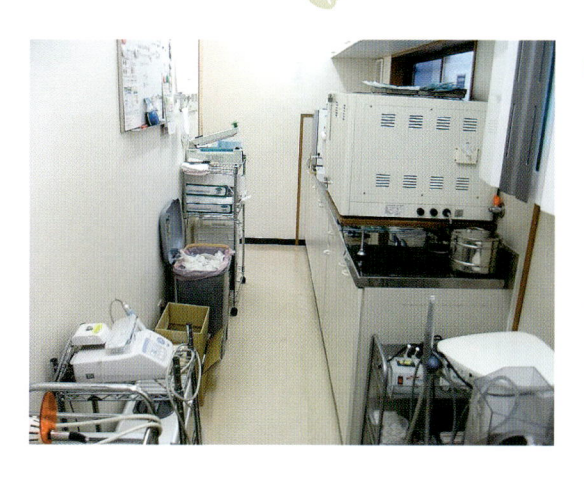

要注意!! 消毒ルームは,「モノを置かない」が基本

消毒ルームは患者さんに見えないところです.
「とりあえず置いといて」って言いながら,どんどんモノが増えていませんか.
ちょっとした油断が,診療そのものを難しくしてしまいます.

清潔を保った効率的な消毒ルームとは？
歯科医院の裏の実力を示す消毒室

消毒ルームを拝見すると，その医院の裏の実力や姿勢がはっきり見えます．

シンクにカビやサビ，またバーや小器具が洗い網に落ちていることも珍しくはありません．そんな歯科医院さんでは，「○○がなくなりました」「アレ，どこやった～？」なんて声が院内を飛び交っています．

滅菌・消毒のレベルが医院で定まっていない所も多いのでは？　と感じます．

基本はスタンダードプリコーションの考えです．誰でも混乱なく同じレベルで進めることができるように，さまざまな工夫をご紹介します．

思いきったカイゼンを行う —— ハッピー歯科医院

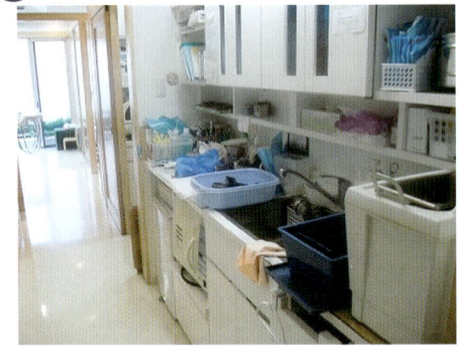

Before

雑然といろいろなモノが置かれていた消毒ルーム

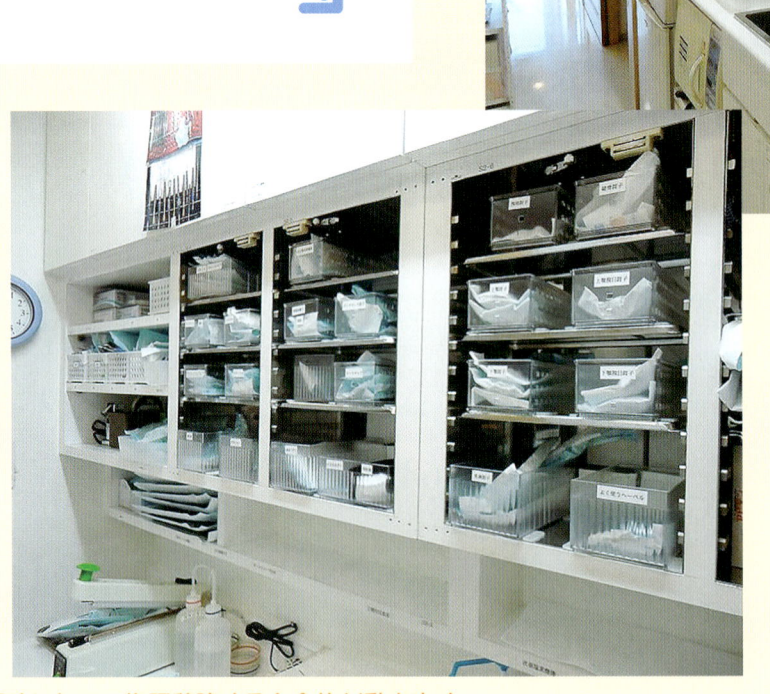

After

役割分担を明確にして，権限移譲すると全体が動き出す．
スタッフ一人一人が責任を持って行動することによって，継続したカイゼンは繰り返される．「紫外線収納庫のフタをはずしてしまおう」という大胆なカイゼンも珍しくない．

掲示は作業場所の真上に視える化する
ここでも「視える化」

動線に合わせた配置作りを行う —— やまだ歯科

ここの消毒ルームは，表示に沿って作業をすれば誰でもできる仕組みが整っています．
細かい小さなことでも表示通りにすれば，新人でも迷わずできます．

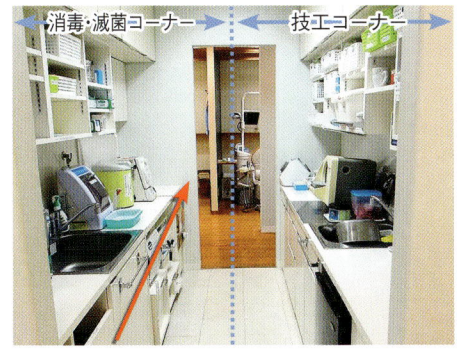

矢印の向きに流れるようなきれいな動線を作っています．消毒・滅菌はこの流れで進みます．

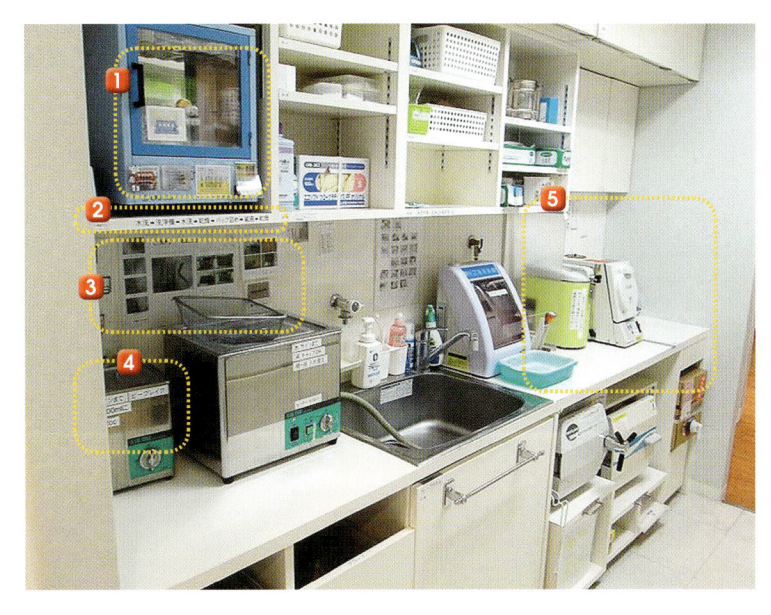

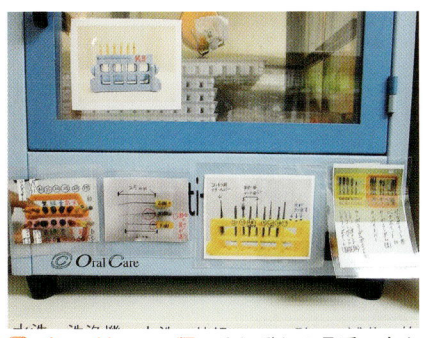

1 バー・リーマー類：それぞれの品番，大きさ，数量をこまかく誰でもわかるように写真に書き込み掲示．

2 テプラ表示：消毒・滅菌の簡単な流れ．「テプラで貼る」と忘れない．

3 セット関係：セットにする物品は新人さんでも目で見てわかるよう，写真や図で掲示しよう．

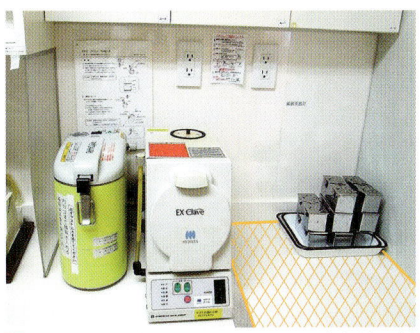

4 薬液：わかっていても，いつも目で確認して薬液も作ろう．

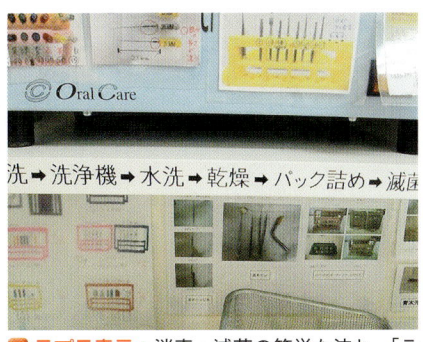

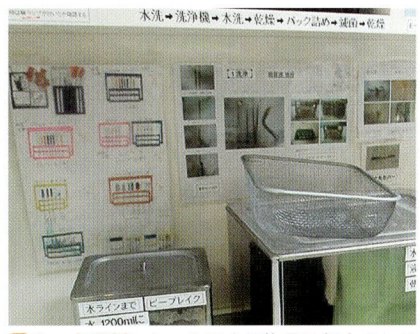

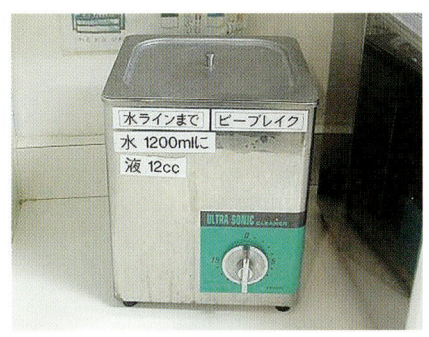

5 清潔域：滅菌・消毒したものは清潔域で管理しましょう．ラインを入れて絶対に不潔なものを置かない．

やまだ歯科さん「やった」です！

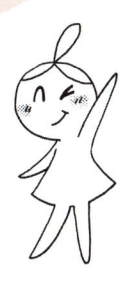

❹消毒ルーム編：医療として一番しっかり動かす所

消毒・滅菌の流れはスムーズですか？
大きな流れで全体をつかむ

大きな流れで全体をつかむ —— 佐伯歯科医院

小さな器具一つひとつで，消毒法は違います．新人に伝えるときも混乱が起きそうです．ポイントは「誰が見てもできる仕組み」です．

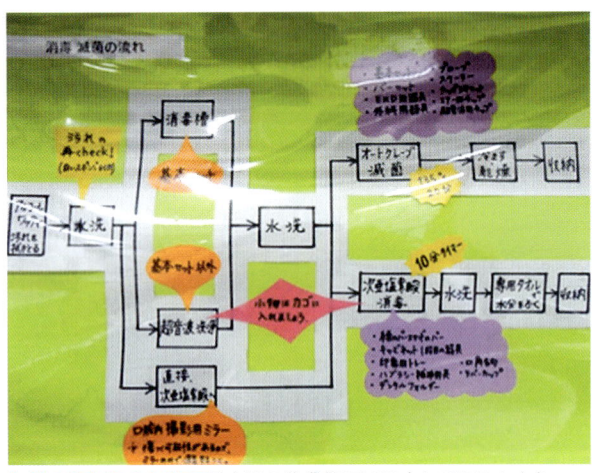

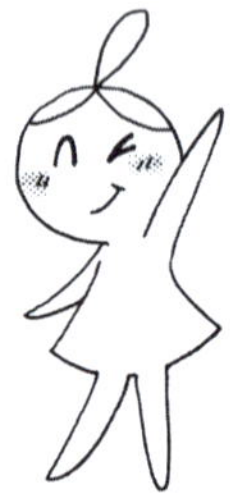

流れはコレだけなんですネ〜
コレは簡単．流れ図に沿って器具を分ければイインですね

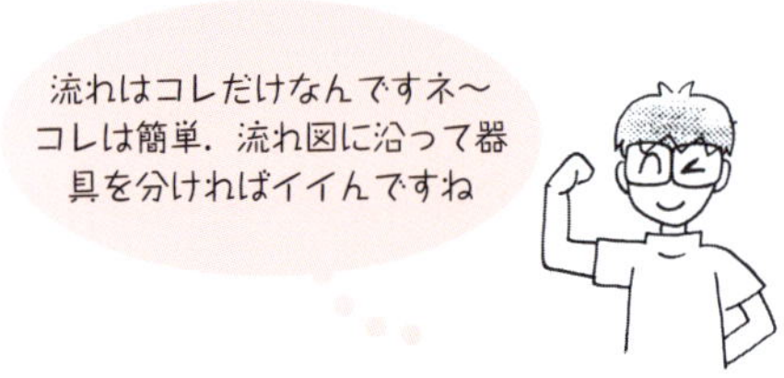

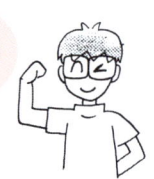

事前処理：ワッテで器具の汚れを拭き取る
①水洗
②血液分解酵素（浸漬用・超音波洗浄器用）
③水洗
④水切り工程
⑤滅菌できないモノ用；次亜塩素酸ナトリウム浸漬
　（水洗→乾燥して収納）
⑥滅菌バックシーリング
⑦滅菌

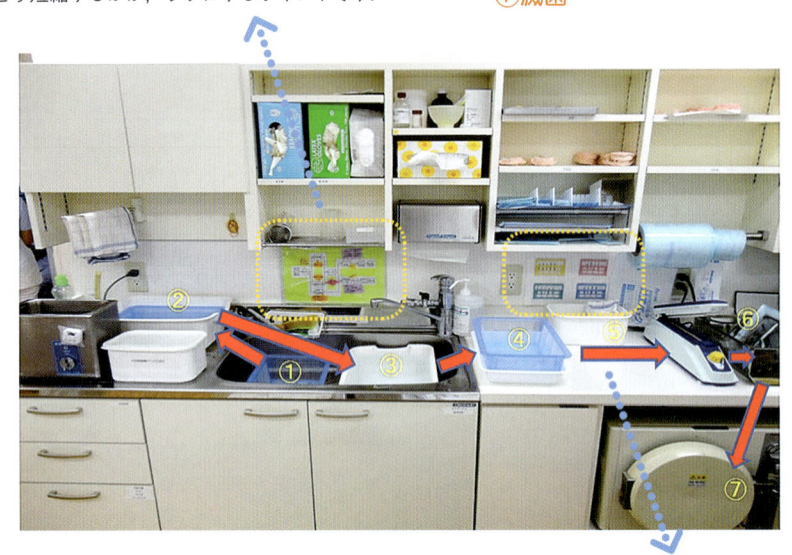

作業の流れに合わせて最小限の作業範囲に工夫してありますネ．
1分1秒をどう短縮するかが，ラクにするポイントです．

リーマー，バーの管理

「アレ，1本ない！」ってことありませんか？　よくありますよネ．
実は，バー1本は数千円することもザラではありません．バーは，使用するモノごとに整理．治療中，片付けのとき，消毒のとき，3段階で確認すると，どこでいつなくなったのかがわかります．

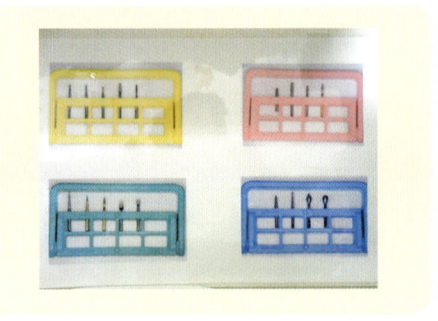

※注　意：歯科医院によってはグルタラールなどの消毒薬を使用しています．揮発性の高い薬品を扱う場合，換気下でマスク，ゴーグルを着用し，蓋付きのケースを使う事は必ず徹底して下さい．
使用方法を守らないと，めまいや頭が痛くなる等の不定愁訴が…．環境整備や取り扱いには要注意です!!!!!!

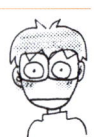

消毒・滅菌の作業の単純化はどうやるの？
狭いスペースでも行われているいろんな工夫

⑤本基本セットを崩さないで消毒する流れを作る —— くりはし歯科豪徳寺診療所

狭いスペースを有効活用．患者さんにまる見え消毒コーナー．そのシステムをご紹介．

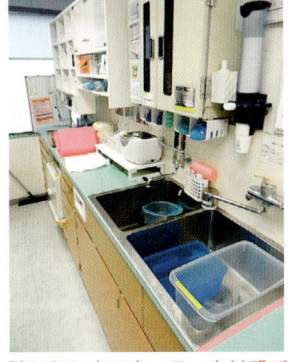

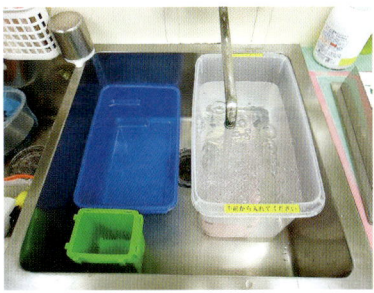

このポイントは背の高い物品を立てて薬液浸漬することです

狭いシンクでも，スッキリ感バツグン． 緑の容器に5本セットを入れ，右の深いタンクに浸漬．青のタンクで水洗いして，滅菌へと流れる仕組み．

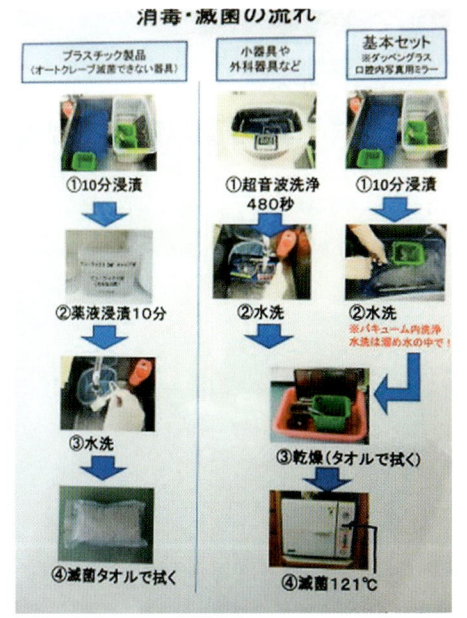

消毒の流れはキッチリ表示

あえて基本セットを崩して消毒するシステムを作る —— はらみず歯科クリニック

器具の置き方

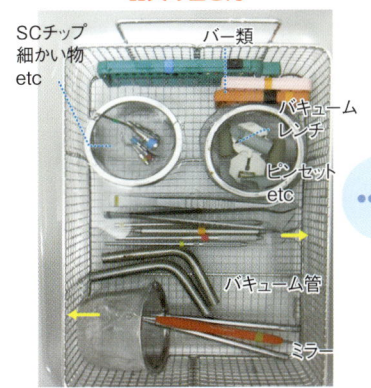

SCチップ 細かい物 etc / バー類 / バキュームレンチ / ピンセット etc / バキューム管 / ミラー

基本パターンを写真に撮って示している． ミラーは傷つかないように，小器具はなくならないように，それぞれ浸漬する位置を決める．

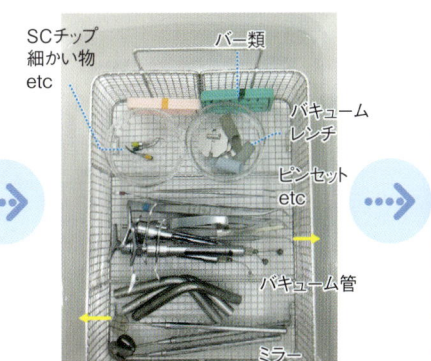

誰が行っても決まった位置で管理できる． すでに，茶コシからシャーレにバージョンアップ．カイゼンは日常的に行われる．

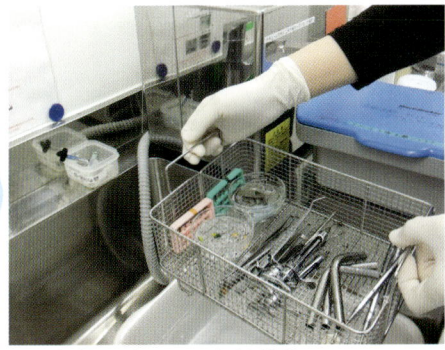

そのまま超音波へ． カゴごと移動．

消毒コーナー・棚編

実は活用の難しい消毒コーナーでの棚活用． カゴ管理で視える化している．

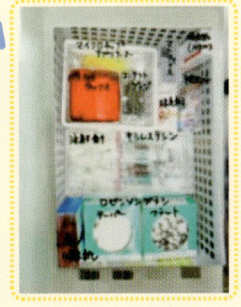

各カゴには収納位置を写真にて掲示．

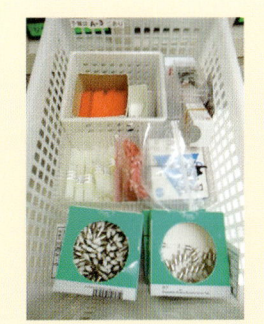

写真通りにきれいに収納されています．

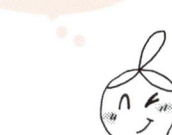

スムーズですネ

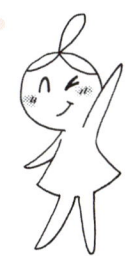

❹消毒ルーム編：医療として一番しっかり動かす所

基本セットの準備から片付けまでを流れで考える
こんな方法もありかも…と思ってしまう仕組み

大型トレーを使ってセットを崩さず移動する —— はらみず歯科クリニック

　基本セットって，実は管理の難易度がとっても高いんです．「バットは汚れるのでなくしたい．でも，バットがない状態だと，バーやリーマーがなくなりやすい」って声も少なくありません．鋭利な器具が多い歯科医療．診療室から消毒室までの持ち運びをする際にもヒヤリハットが出てきます．また，大型歯科医院では，消毒されたものを各キャビネットに戻す作業もたやすいことではありません．そんな状況を打開すべく，はらみず歯科クリニックさんは立ち上がりました．

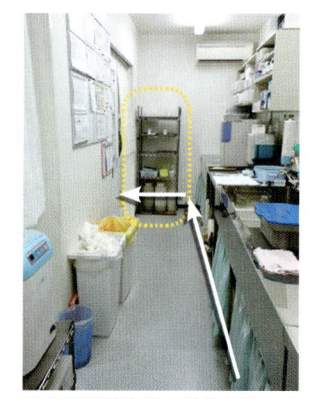

この棚は消毒室の動線に沿っています．

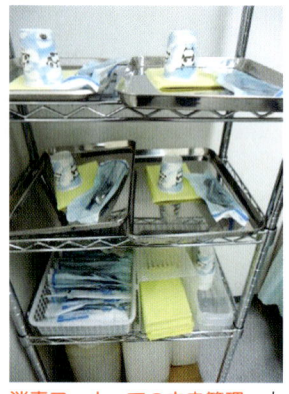

消毒コーナーでの中央管理．大きなトレーの中にセットを組む．

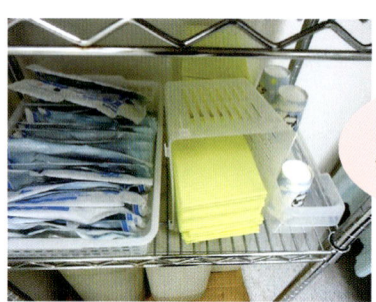

基本セット，エプロン，下敷き，コップをまとめて管理．ここでセットを組んでしまう．

この方法だとホントに流れがスムーズなんです．何より，作業が大幅に短縮されてて，しかも簡単！

ホホォ〜なるほど，なるほど

診療後の片付けから見てみよう

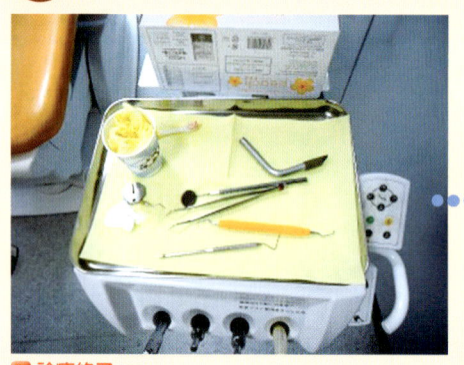

1 診療終了

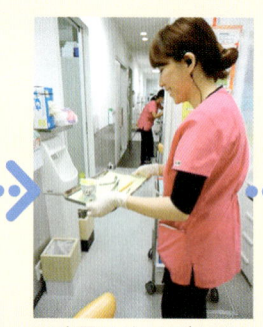

2 金属のバットごと消毒室へ移動．

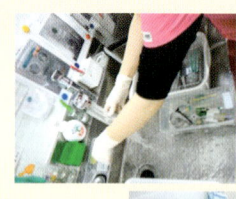

3 ゴミを捨てる．水洗後に薬液消毒（その後滅菌へ）．

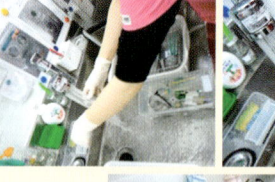

4 基本セットが準備してある棚に取りに行く．

5 チェアーに移動．

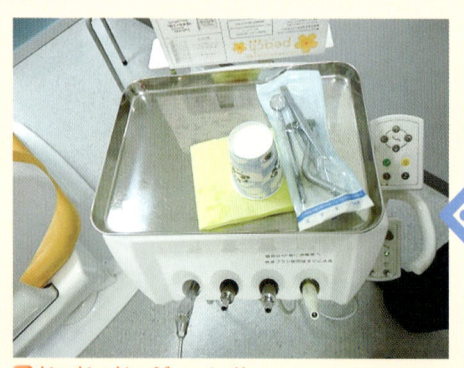

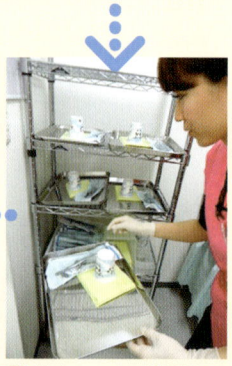

6 じゃじゃじゃジャーン!!
常にこのサイクルでまわせば，ムダな作業が軽減されます．

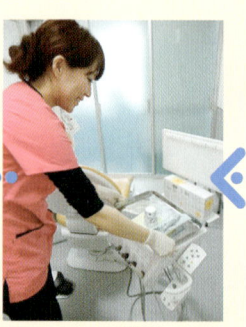

消毒ルームで使えるアイデアグッズありますか？
消毒ルームは，そう広くない．空間をいかに使うかがポイント

キッチンシンク下，伸縮ラック整頓棚を使って空間利用 —— ハッピー歯科医院

シンク下をどのように使うのか．ここはセンスが必要になる所です．
アイデアグッズを使って幅と高さが調節できます．
しっかり空間を使いましょう．

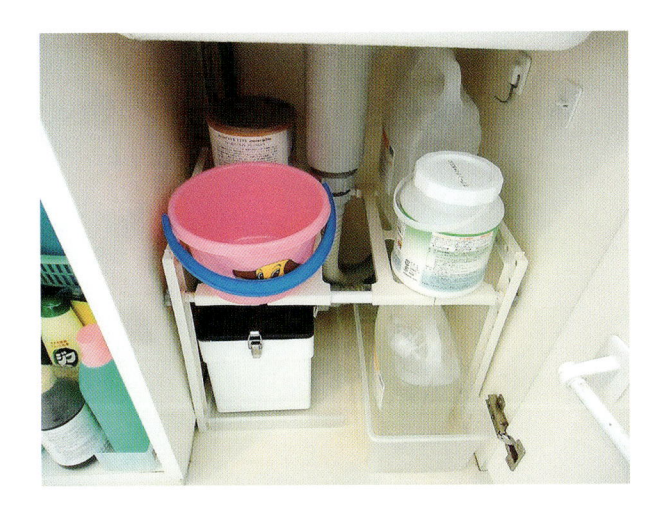

隙間収納家具 シンク棚
『キッチン シンク下収納 伸縮ラック 整理棚』
幅50～75cm

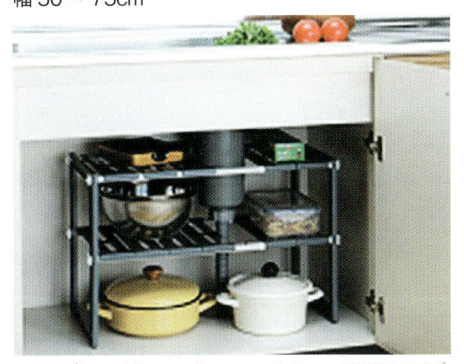

スゴイ！

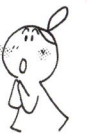

(http://item.rakuten.co.jp/royal3000/a779/)

乾燥されていないものを皿立てに立てる
—— 佐伯歯科医院

滅菌用カゴは2つ用意すると便利．
100円グッズは歯科医院内の5Sにフル活用!!
100円グッズで売っているお皿立て．滅菌後に立てて熱をさまし，乾燥しています．

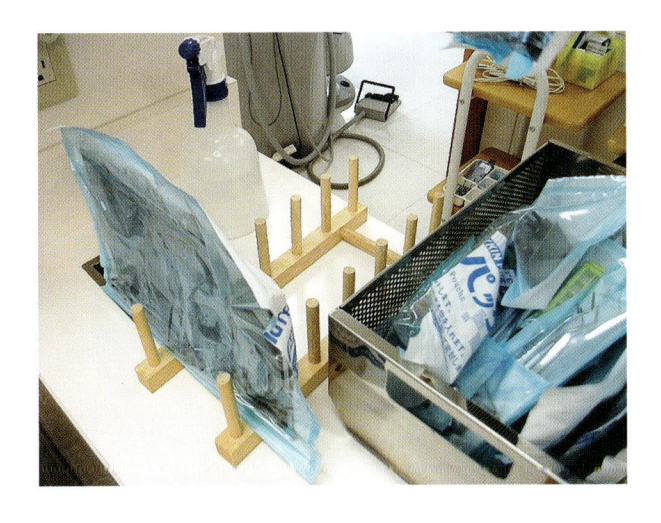

折りたたみ脚立を使って上部空間活用

この脚立のいい所は，たためば薄くなる所．
一瞬で踏み台になる所です．

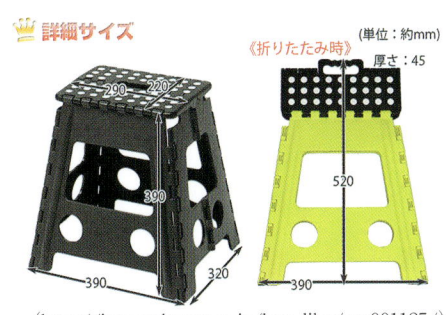

詳細サイズ （単位：約mm）
《折りたたみ時》 厚さ：45

(http://item.rakuten.co.jp/bon-like/etc001125/)

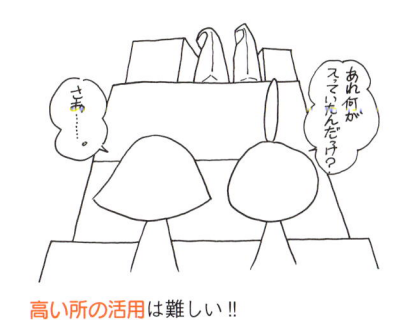

高い所の活用は難しい!!

❹消毒ルーム編：医療として一番しっかり動かす所

◇番外編◇
白衣が変わるとモチベーションが上がる？

みなさんが輝いて仕事ができているからこそ，患者さんは「来てよかった」と思う

歯科医院の白衣はすでに白ではなくなりました．

歯科医院の雰囲気に合わせて，色やデザインにそれぞれの特徴を出しています．

さて，歯科医院がスタッフ全員の白衣をリニューアルしようと思えば，何十万円もかかります．しかし，それでも変えるべきと決断される歯科医院があります．スタッフは最大の歯科医院のPRポイントだからです．彼女らが光り輝くことで歯科医院は活性化されます．

だから白衣は院長ではなくスタッフに選ばせて下さい．必ずです！

白 黒モノトーン白衣
—— カツベ歯科クリニック

キリッとした感じで一段と上品．歯科医院としての品格が高まった．

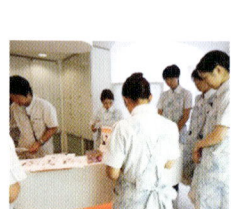

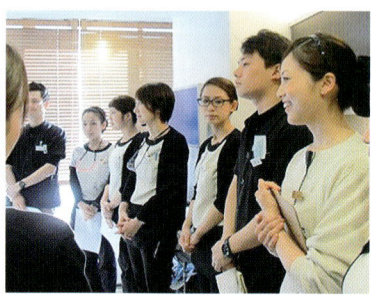

昔は普通の白衣にエプロンだった．

紫 の手術衣と白パンツに誇り
—— ハッピー歯科医院

診察室は白がベース．だからこの紫がとても映える．スタッフの動きが機敏に見える．

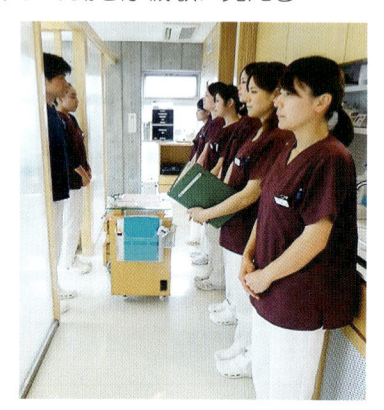

白 衣は統一させるが基本
—— くりはし歯科豪徳寺診療所

上から下まで全員統一．名札は大き目．患者さんから見えやすい．

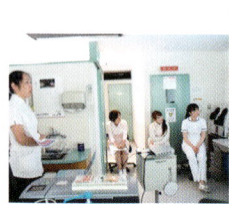

白衣が統一されていなかった頃．見た目からでも，一致団結は難しい．

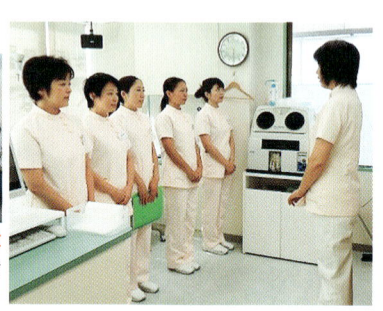

白 紺マリン風白衣
—— マリモ歯科・矯正

海の風を受けるような清々しいブルーが特徴．ハツラツとみんなが動く．

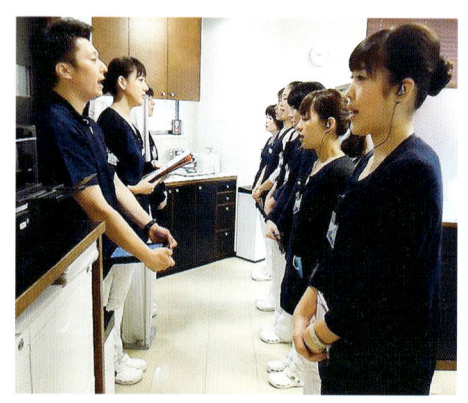

こ れだけは注意！

女性の集団は，白衣を統一させることさえ難しい．だから個性を大切にして「好きなデザインでよし」「好きな色でもよし」と，自由にしてしまう職場がある．しかし，これは要注意．自由であるということは，「全体で決める」「決めたら組織の一員として従う」という文化がないということ．そんな歯科医院では集団行動はなかなかとれない．組織であれば一定のルールの中で統一させるが基本．

技工室で補綴物は変わる　印象材・石膏・模型の管理法

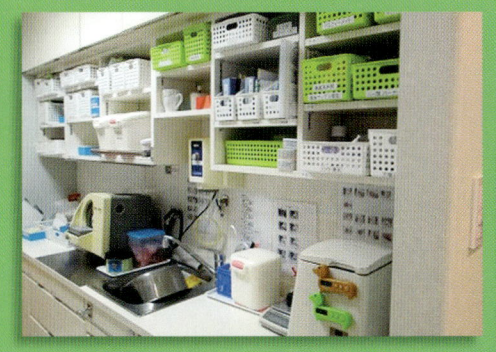

技工室編

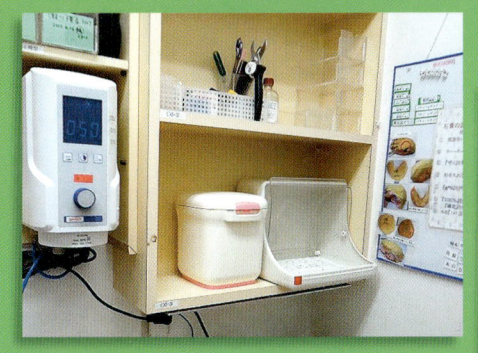

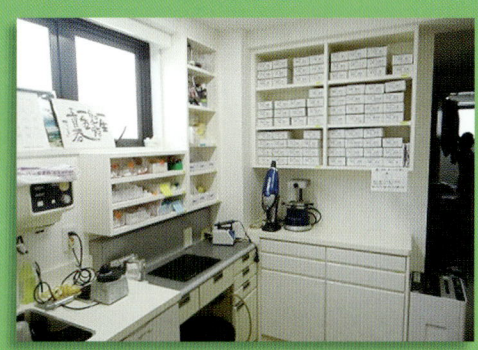

技工室の段取り

技工の質は，
環境管理に影響される．
1つ1つの材料は，
時間，温度，湿度で変化する．
精度の高い技工物は，
自分達の意識で生まれ出る．
個人のレベルに左右されないシステムは，
組織としての宝である．

技工所との関係で，技工物は作られる．
1週間後まで見越した動き．
連係システムは大丈夫？

模型は，
患者さんの口の中の歴史．
その記録は，
一瞬で取り出さなければならない．
難易度の高い模型の管理．
技工室にも，
裏の実力が必要．

技工室には歯科医院のプライドが見える

5S活動の
最も難易度が高い所
簡単そうで奥が深い

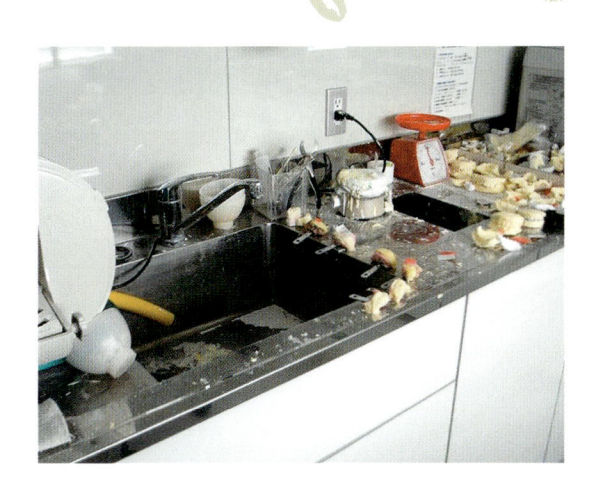

CAUTION!!

要注意!!
技工室は，石膏管理との闘い

石膏は粉物．
環境を整えるには，必要以上に使わない．使い終えたら
すぐに片付けるが基本となる．

石膏と模型の山，どうしたらいいの？
どの基準で捨てるのか

石膏と模型の山，どうしたらいいの？ ── きりの歯科クリニック

《改善前》

　以前の技工室は，びっくりするほど汚れていました．カウンターも院長の技工用机にも，模型がたくさん散乱していて，どこに何の，誰の模型を置いてあるのか探すのがとても大変でした．

　当時は，朝の掃除で技工室の清掃は含まれておらず，流し台は石膏だらけ，バイブレーターの周りにも石膏の塊がこびりついたままというような状態でした．

　しかし，患者さんからは直接見えない所です．段々その環境にも慣れてきて，誰も掃除をしようとする人もいないままに，毎日の診療を行っていました．

《改善後》

①現在は，技工室の担当スタッフが毎朝の掃除のときに流しを洗って，棚や技工室のケースを雑巾で拭いています．

②技工室がきれいになったことで，他のスタッフの意識が高まって，石膏を流した後はそのたびに拭き取り，常にきれいな状態であるように心掛けるようになりました．

③出しっぱなしだった模型も箱に入れ，名前・カルテナンバー，印象日を記入して保管しています．

④スタディモデルだけでなく平行模型や矯正用模型も模型箱で管理しています．

⑤赤・黄・青のシールで箱の中に何の模型が入っているのか，一目でわかるようになりました．今では，スタッフ全員が一瞬でわかる仕組みです．

確かに，伺ったとき汚れていたんだよネ

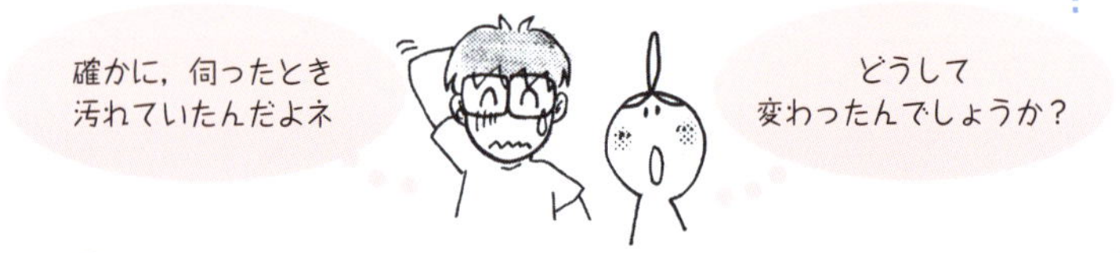

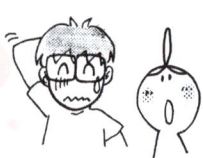

どうして変わったんでしょうか？

Before 初めて伺ったとき

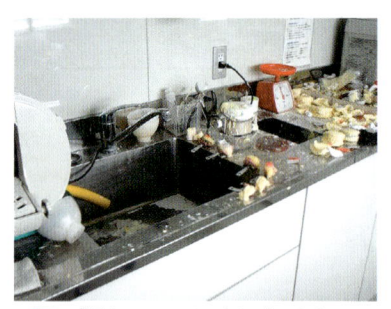

一瞬で「汚れているナ…」と感じます．

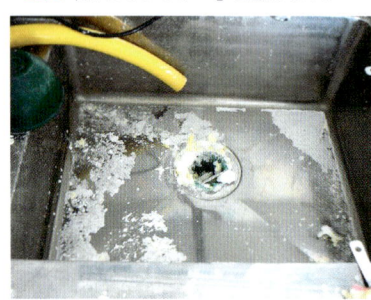

朝一番の流しの状態….

After 2回目に伺ったとき

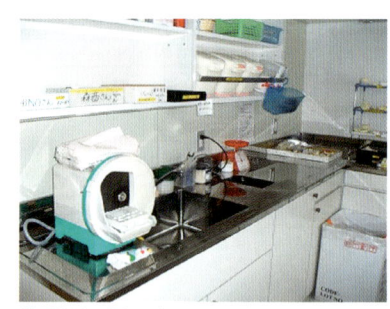

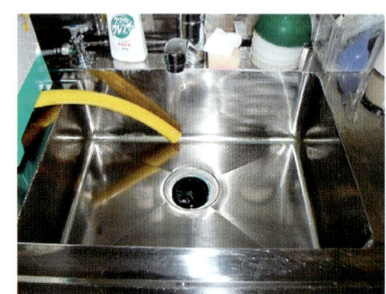

模型がなくなった！　スゴイ！

流しもピカピカ，文句なし！

こんな話をしました！

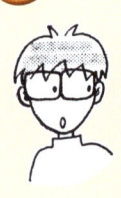

　誰も汚れた状態がよいとは思っていません．「先生，模型捨ててもいいですか？」「待って，チェックしないといけないから」こんな会話が何度か続くと，誰も模型を片付けることができなくなります．私は歯科助手さんと2人で，流しについた石膏を取り除きながら「ここはあなたに頼みます．先生に模型をどのようにしたいのか，話を聞いて整理してみて下さい」と話しました．そして「がんばってネ」と声をかけました．これだけです．しかし，これだけで組織は確かに変わり始めました．

毎日コツコツ，キチッと清掃
模型管理はシステム化

同じ技工室と思えないほどきれい．行く度ごとに，いつでもバージョンアップしている．

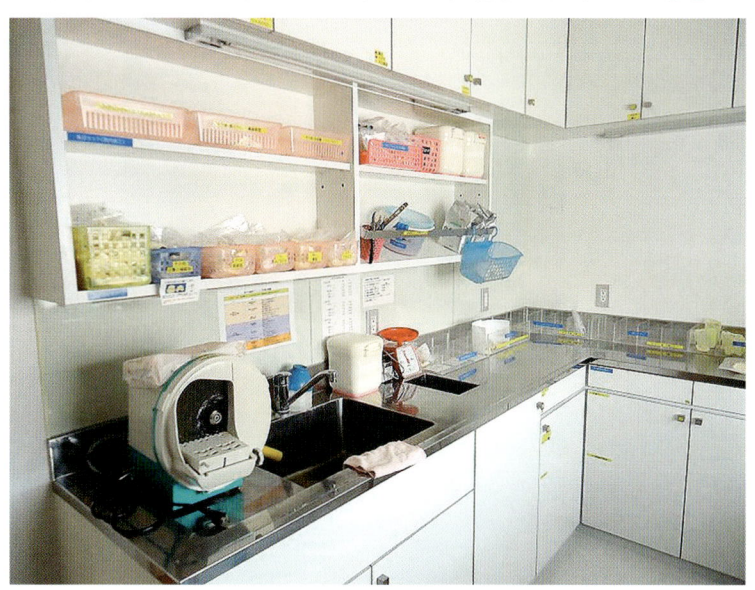

模型の管理がうまくいってます．

なぜこんなに変わったのかって？

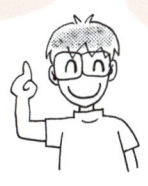

色々な**仕組み**が入ったんですよ

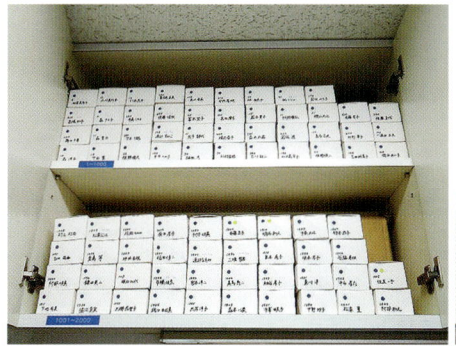

箱には，NO，名前，印象をとった日を記入．目的別にシールを貼る．

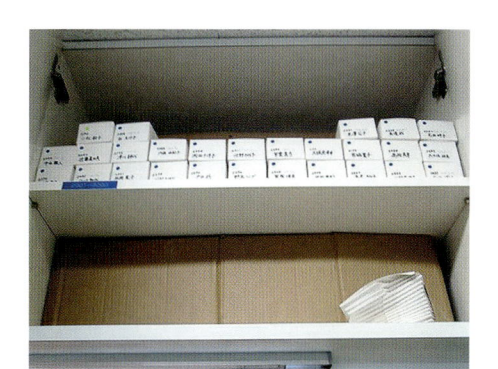

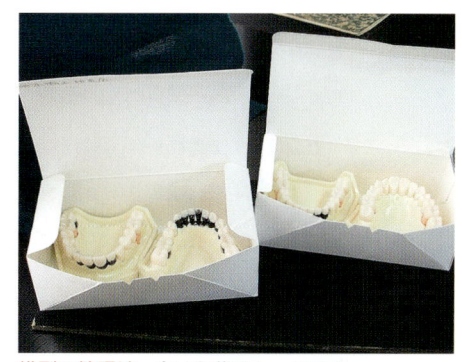

模型の管理は，実は和菓子ケースです．

数　量	単　価（1ヶ当）
1～9枚	45円
10枚以上	25.3円
500枚以上	23.7円

（税込）

（http://www.cotta.jp/cart_kp/html/00000997.php）

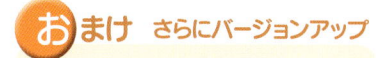

模型は棚の奥まで入れると見えなくなる．だから，あげ底をして奥まで入らない仕組みになっている．

組織に愛情がいっぱいつまっています！

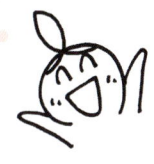

おまけ さらにバージョンアップ

No. 12345
○小○子　様
H24 10/22　H /

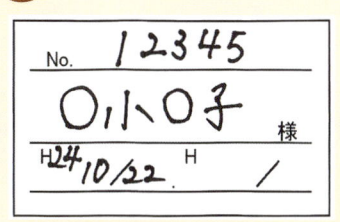

技工物管理のちょっとした工夫！
模型に名前を書き込むのに決まった様式の用紙に記入するだけで手書きでもきれいに整って見えます．
カルテNo，名前，採得日が一瞬でわかる！

❺技工室編：技工室には歯科医院のプライドが見える

印象から模型作製まで，守るべきルール
模型にひずみがかからぬように基本通りに作業を行う

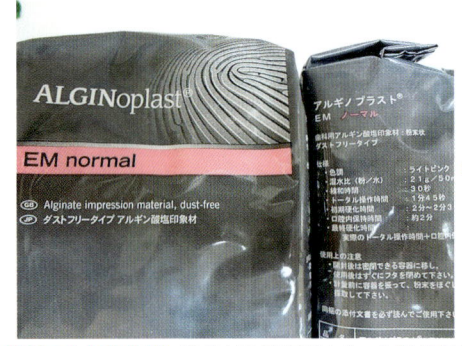

1 精度のよい印象材：印象材は精度がよく，品質が安定しているモノを選択．勉強会を開いて取り扱いを統一する．

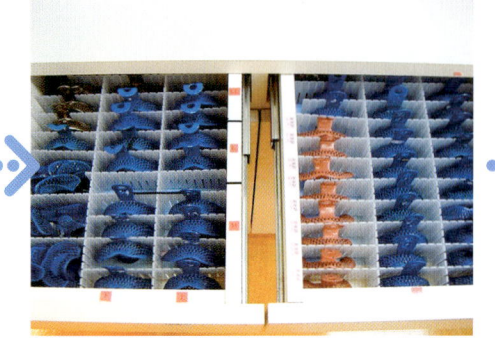

2 トレー選択：トレーは引き出しの中に入れて一発で取り出せるように整頓しておく．

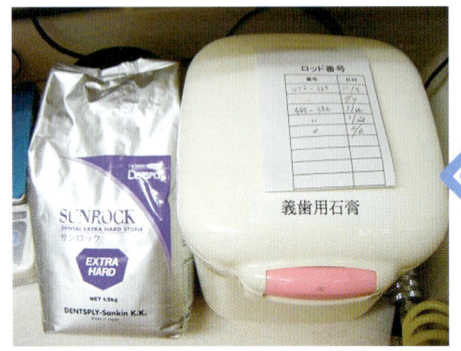

8 超硬石膏：石膏は湿気で性能を落とさないよう，種類を絞って，早めに使い切る．膨張率が異なると咬み合わなくなるので，必ず対合も同じ石膏を使う．

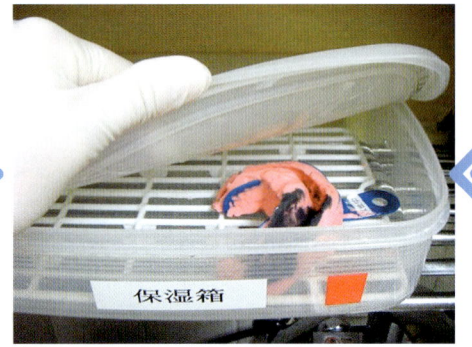

7 保湿箱：アルジネートは時間と水分管理が大切．石膏を流すまでの1～2分の間でも，湿度100％の容器に一時保管する．水に浸かってもダメ．

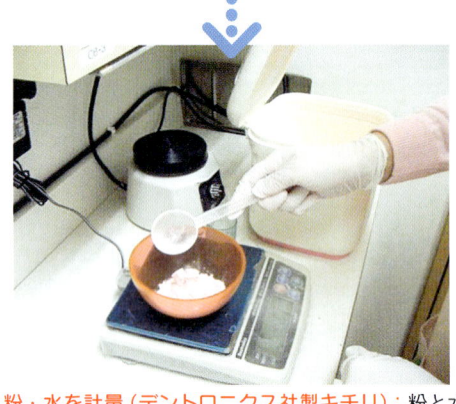

9 粉・水を計量（デントロニクス社製キチリ）：粉と水を電子混水比天秤で計測する．標準の混水比が一番使いやすく，精度が出せるように石膏は作られている．

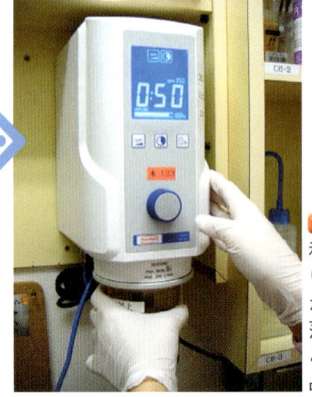

10 真空練和器：真空練和器を使って練和．手練りでは気泡が入り，ムラができて，強度も精度も落ちる．機械練りをすることで誰が練っても同じ品質のものができる．

精度の高い技工物を提供するための基本 ── 伊藤歯科クリニック

伊藤歯科クリニックさんでは，この作業のトレーニングを積むことで，技工物が調整なしでセットできるぐらいまで，精度が上がったそうです．スゴイです!!

ワタシにもできますよネ

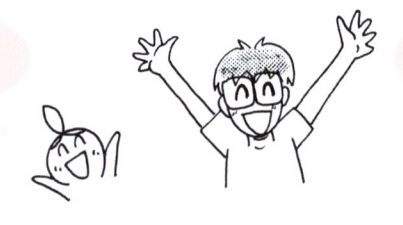

材料や機械は使用説明書通りに扱うが基本．だれもが同じ品質の模型を作らなきゃネ

合言葉は, 「一発合着」
調整せずに入るまで印象と模型の精度を上げる

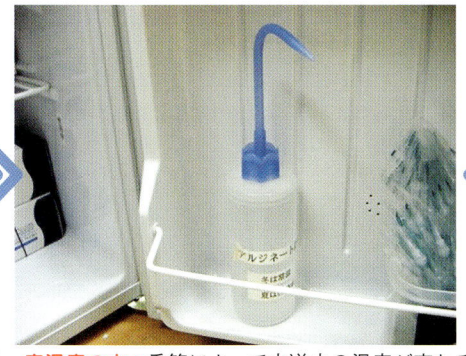

3 一定温度の水：季節によって水道水の温度が変わるので, 冷蔵庫で水の温度管理を行う.

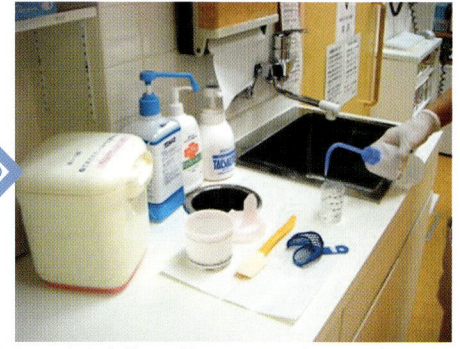

4 計量：印象部位, 目的, トレーの大きさに合わせた分量に従い粉と水を計量する. 水から容器に入れるのが基本.

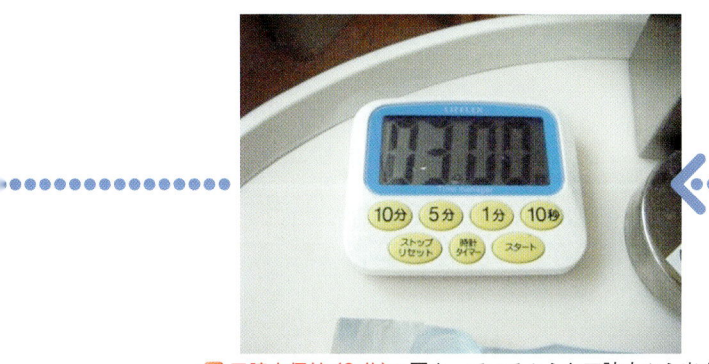

6 口腔内保持（3分）：固まっているからと口腔内から出さない. 必ず3分間保持する.

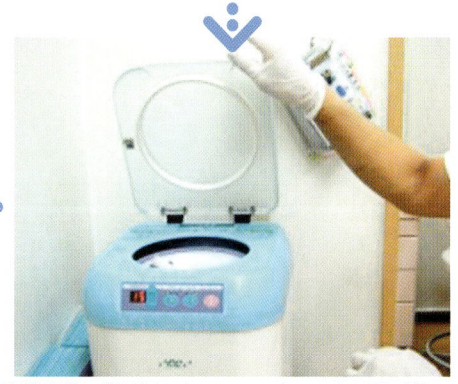

5 自動練和：機械練りなので, テクニックは誰が行っても同じ.

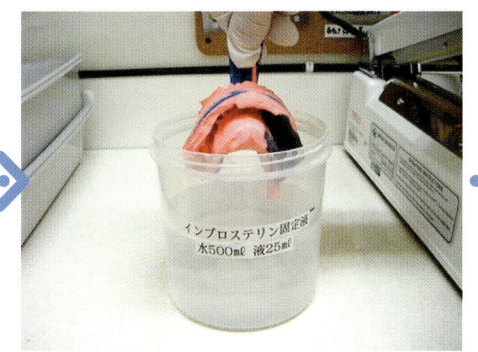

11 消毒硬化剤に浸ける：20倍希釈液に10分以上（3時間以内）浸す. その後水道水で十分に洗浄する. ちょっとの事でも容器にも書いて貼っておくことでルールが守られ続ける.

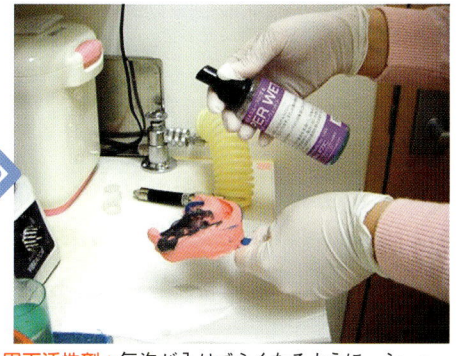

12 界面活性剤：気泡が入りづらくなるように, シュ〜.

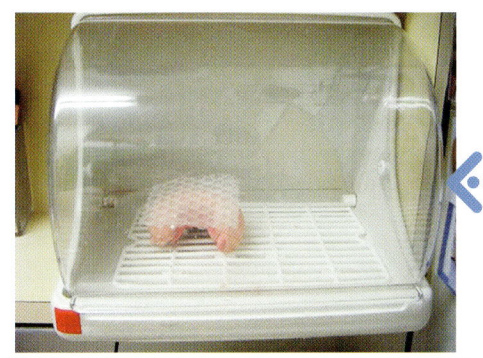

14 保湿箱で硬化：変形を防ぐため, 安定した環境で硬化させる. 1時間は裏返したり, 乾燥させてはいけない.

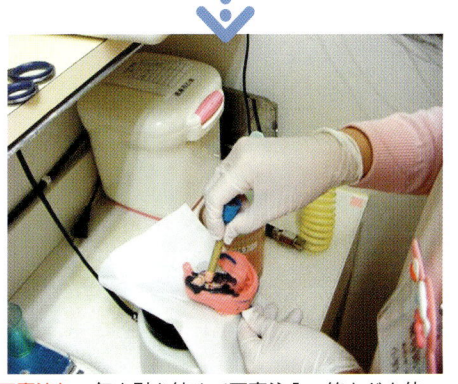

13 石膏流し：気を引き締めて石膏注入. 筆などを使い, 細部まで行き渡らせる.

❺技工室編：技工室には歯科医院のプライドが見える

精度を上げるために一つ一つの作業を単純・明確にし，迷いをなくす

誰もが同じレベルで作業を行えるようにするためには，何を，どのように，どこまで行うかを明確にして，できるようになるまでトレーニングする事です．

教える方にも，日々行っている事の精度を上げるための努力が必要です．

チームとして取り組んでみましょう．

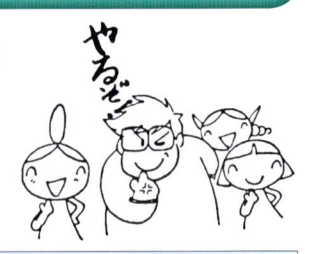

作業名
印象から模型作成まで

番号	作業順序	作業内容	標準作業時間 (mH)	出来栄え 合否判定基準	注意事項／確認項目	使用機械・機材
1	印象材の選択	印象材は精度がよく，品質が安定しているモノを選択する．	ー	ー	・ロット番号の違うモノを混合させない． ・勉強会を開いて取り扱いを統一する．	印象材
2	トレー選択	試適し，必要に応じて端を拡大・縮小させる．	20秒	Dr.が選択	・トレーは引き出しの中に入れて一発で取り出せるように整頓しておく．	トレー
3	一定温度の水の準備	使用直前に出し，使用後はすぐに片付ける．	5秒	スムーズな動き	・季節によって水道水の温度が変わるので，冷蔵庫で水の温度管理を行う．	水
4	印象材の計量	印象部位，目的，トレーの大きさに合わせた分量に従い粉と水を計量する．	15秒	スムーズな動き	・水，粉の順番で容器に入れるのが基本．	計量器
5	印象材自動練和	機械練りなので誰が行ってもテクニックは同じ．	15秒	セッティングでのスムーズな動き	・量によって練和時間が違うので，スイッチの選択を間違わない．	練和機
6	印象採得	ヘッドレスト・背板の調整をする．真上から圧接させる．必ず3分間保持する．固化後に唾液・血液を軽く水洗．	保持180秒 印象前後含むと210秒	患者さんへの配慮ある言葉とテクニック	・固まっているからと口腔内から出さない． ・保持中は，動かない・動かさない．	ユニット近くに設置タイマー
7	印象物の保管	石膏を流すまでの1〜2分の間でも，湿度100%の容器に一時保管する．水に浸かってもダメ．	5秒	スムーズな動き	・アルジネートは時間と水分の管理が大切． ・トレーの端を浮かせておく．	保湿箱
8	超硬石膏の選択	石膏は湿度で性能を落とさないよう，種類を絞って，早めに使い切る．膨張率が異なると咬み合わなくなるので，対合も必ず同じ石膏を使う．	ー	ー	・ロット番号が変わるとわずかに操作性と膨張率が変わる．補綴物のコンタクトなどに影響が出る．ルールを守るとこんなところにまで気がつくようになる．	石膏
9	石膏・水を計量	石膏と水の量を混水比専用の電子天秤で計測する．	60秒	スムーズな動き	・標準の混水比が一番操作性がよく，精度が出せるように石膏は作られている．	計量器キチリ（デントロニクス社製）
10	石膏練和	真空練和器を使って練和．手練りでは気泡が入り，ムラができて，強度も精度も落ちる．機械練りをすることで誰が練っても同じ品質のものができる．	75秒	セッティングでのスムーズな動き	・電源ON時，値が0（ゼロ）になっていることを確認する．	真空練和器
11	消毒硬化剤に浸ける	アルジネート印象を消毒液に浸ける．	10分以上 （3時間以内）	スムーズな動き	・硬化剤に浸けることで石膏表面荒れを防ぐ．	消毒剤
12	石膏流し	バイブレータ上で行う．咬合面・先端部は，筆などを使い，細部まで行き渡らせる．	180秒	外したときに気泡が入っていない	・一定方向に流す．石膏が破折する可能性がある場合は，注意カードを上に置く	バイブレータ
13	保湿箱で硬化	変形を防ぐため，咬合面を下にして湿度100%の安定した環境で硬化させる．	ー	ー	・1時間は裏返したり，乾燥させてはいけない．	保湿箱
14	印象材から模型を外す	トレーから印象材ごと石膏を外して，その後石膏周囲の印象材を外す	ー	石膏模型が破折しない	・ルールに則って技工所に出す．	ナイフ（石膏鉗子）・技工指示書（内容もチェックする．）

伊藤歯科クリニック資料をもとに，一部改正

改訂履歴

改訂版	改訂内容	更新日	承認	作成
1				
2				
3				

技工室，いつもキレイを保ちたい．どうすればいいの？

キレイに保つは持久戦．徹底的にラベリング

一目で片付いているとわかる技工室 —— ハッピー歯科医院

昨日入った新人でも，一度説明を受けたなら，「一人でも何とか行動できる」．そんな仕組みを作ってしまえば，組織としても成長できます．ポイントは，ラベリング！！

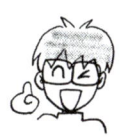

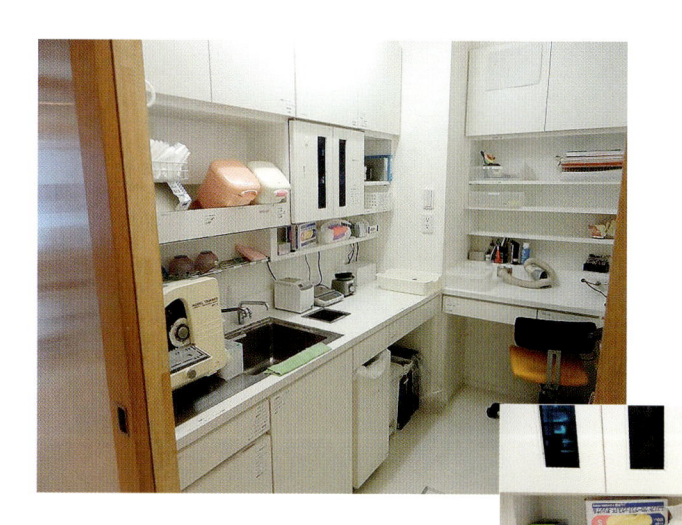

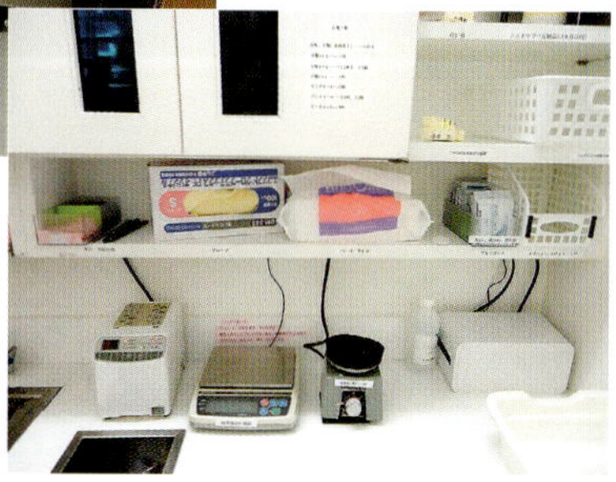

機械のコード処理がバツグン． 上部に上げて管理．グチャグチャにしてない．

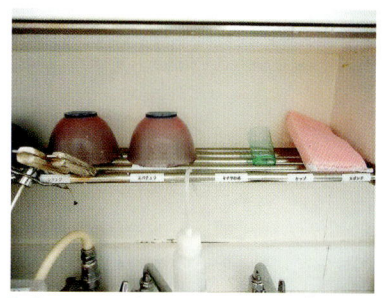

わかっていてもラベル表示． 必ず定位置戻すを徹底．

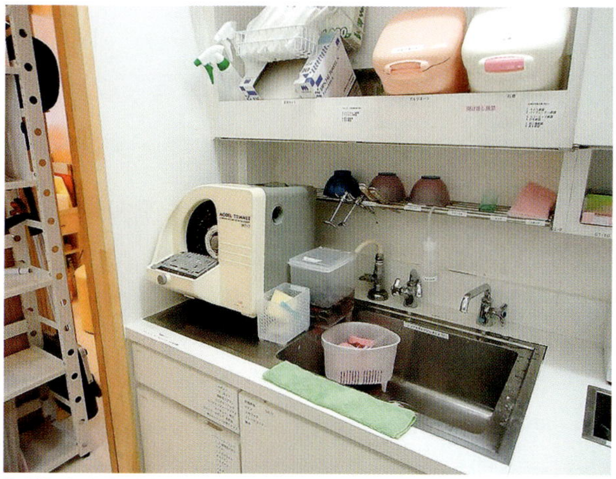

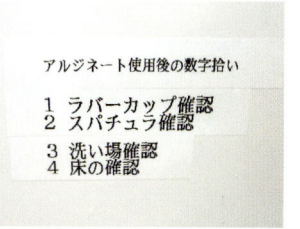

見ながらチェック． 印象とっても片付け良好．

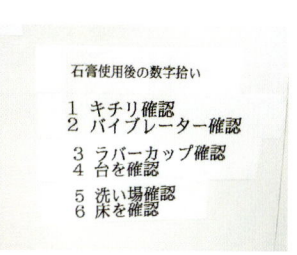

石膏流してもきっちり片付け．

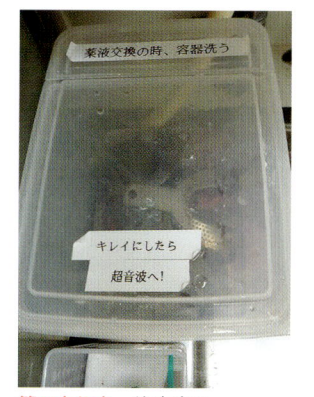

作業しながら片付ける． その繰り返し．だからいつでも技工室はきれいな状態で保たれる．
台拭きを置いて，水ハネは「ついたら拭き取る」を，ルール化する．

箱の上にも，注意書き．

❺技工室編：技工室には歯科医院のプライドが見える　45

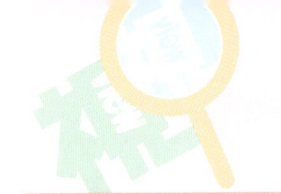

技工物の管理，大丈夫？
技工物をチェックして，出来上がりを受け取るまでの仕組み

歯科技工士さんにいろいろ迷惑かけてる医院って多いのよ

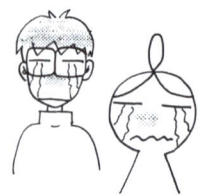

エッ！そうなんですか！気づかなかった～！

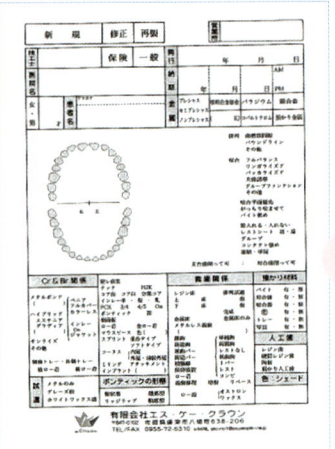

当然ね！ちゃんと書かないとダメですね！

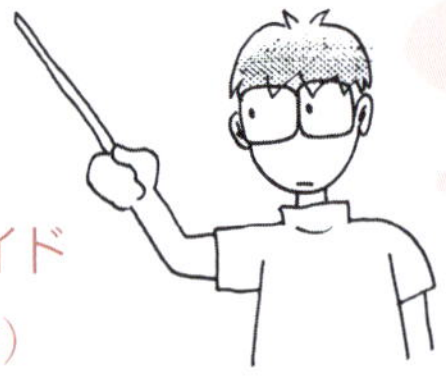

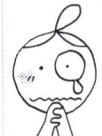

技工指示書を用意しよう！

歯科医院と歯科技工所との間には，指示を出した通りに作るための書類，「技工指示書」があります．ただのメモではありません．法律で2年間の保管義務がある立派な書類です．大切に扱うことを意識しましょう．

資料提供：エス・ケー・クラウン

作業に忘れ物がないようにしよう！—— ハッピー歯科医院

印象を採るとき，次のものがそろっているかチェックしてみましょう．

・本印象
・対合
・バイト
・シェードガイド
・（技工指示書）

ポイントよ！

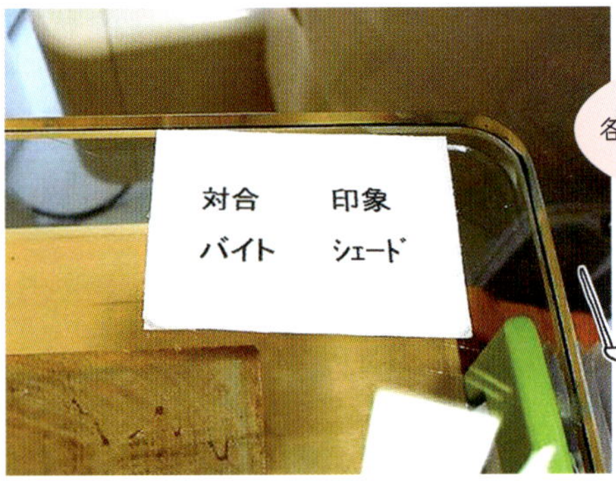

なるほど…各ユニットに貼っていたら忘れません！

「シェードガイドを忘れた」「バイト忘れてました」と，ヒヤリハットで出てきませんか？

見える所に書いて貼っているだけで，忘れなくなりますヨ．声に出し，指差しチェック！！

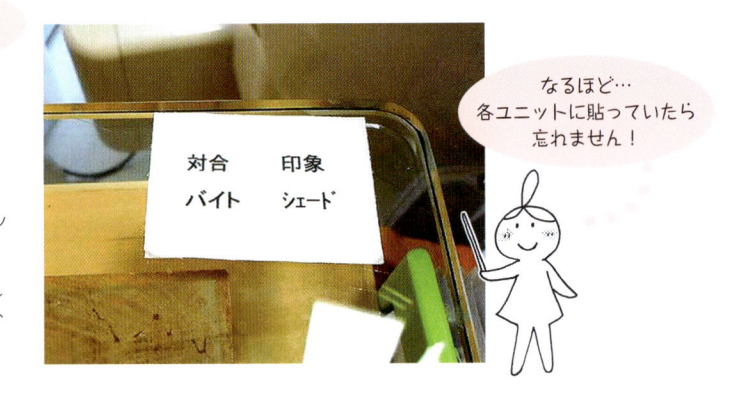

技工物は，技工所によってできる日が違う！

歯科医院のお付き合いしている技工所は，1カ所じゃない場合がほとんどです．出来上がってくる間隔も違います．技工所によって得意分野が違うからです．

だから技工物は間違わないように出さなければなりません．

受付は，出来上がってくる日を考えて，予約をとってくれてるのね

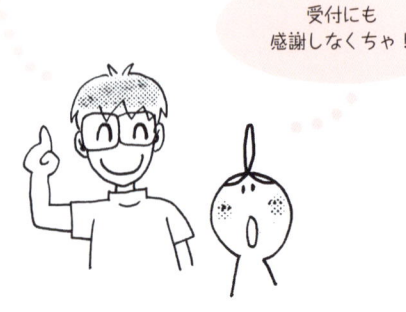

受付にも感謝しなくちゃ！

おまけ

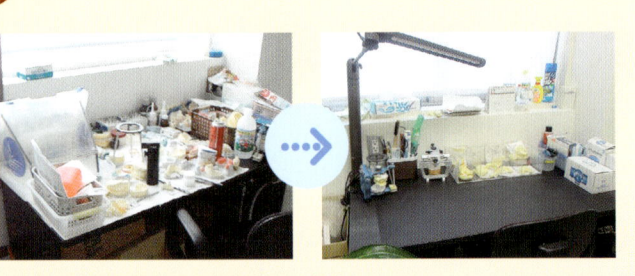

院長の技工デスクもこんなにスッキリ！
先生の机の上は，モノを置かないことを基本とした．あるのは院内技工の模型と指示書のみ．「先生，院内技工お願いします！」

誰でも同じ行動がとれるように
ラベルを貼って注意を促す

技工所との連携ミスをなくすコツ —— きりの歯科クリニック

「技工物が来ていません」これは，結構多いトラブルです．誰が担当になっても混乱なく技工物の取り扱いを行うために，見てわかる仕組みを作りましょう．

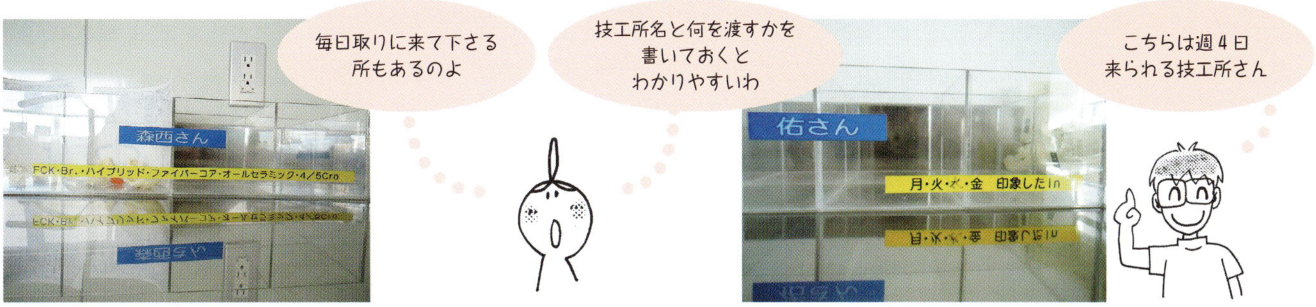

毎日取りに来て下さる所もあるのよ

技工所名と何を渡すかを書いておくとわかりやすいわ

こちらは週4日来られる技工所さん

チョッとしたスゴイシステム！

定期的に来られない技工所さんには，取りに来て頂かなければなりません．

電話するのを忘れないように，電話カードを作っておきましょう．技工物をケースに入れたときに，電話カードを持って受付に行くことになっています．

これで連絡モレがなくなります．

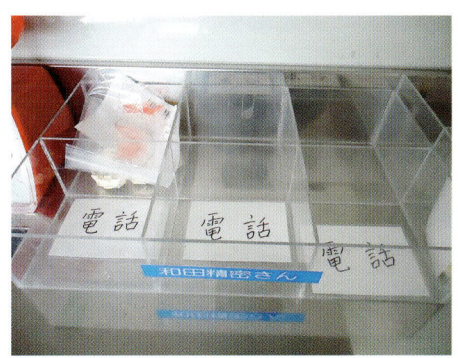

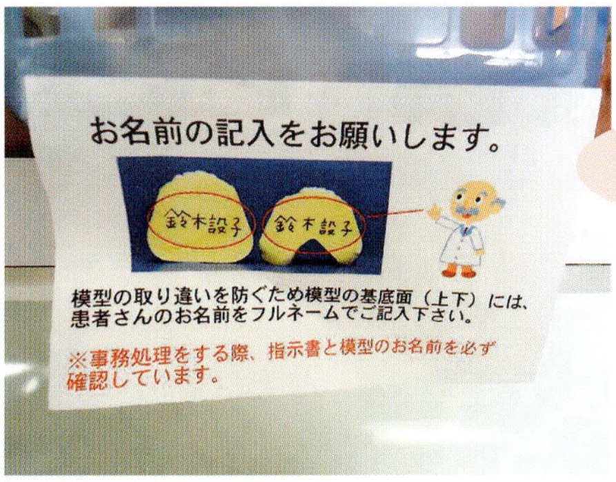

スゴイスゴイ

やっぱりできている所って，違います！

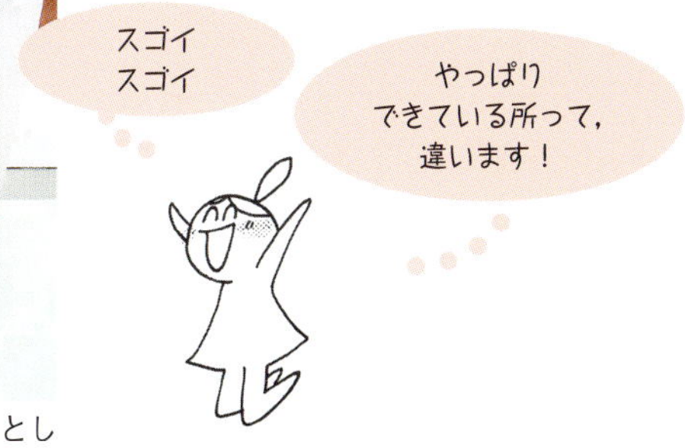

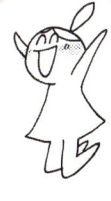

技工所さんと歯科医院との意識統一．ちょっとしたことですが，見て確認．

持って来て下さった技工物は，セット日のカゴに入れて頂けますか
歯科医院と技工所の素晴らしい連係プレー —— くりはし歯科豪徳寺診療所

技工所さんが来られたら，セット日のカゴに技工物を入れて頂いています．

受付さんは前日の昼に，カゴの中に技工物が来ているか二重チェック．ない場合は素早く技工所に連絡します．

技工所さんにお願い

・技工物はセット前日までに納品をお願いします．

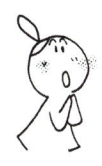

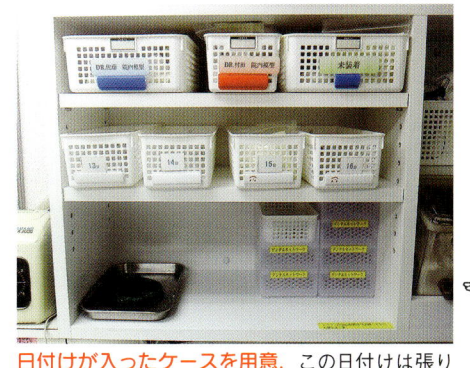

日付けが入ったケースを用意．この日付けは張り替え可能なシート．100円均一のメモばさみ．なかなかのgoodアイデアです．

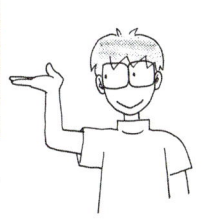

❺技工室編：技工室には歯科医院のプライドが見える

「近ごろ，診療がなんとなくスムーズにいってないんです」

歯科医院で起きる混乱とそのカイゼン例

日々，診療を行っていると，仕事に対して鈍感になってきます．何気ない現象にも，大きな問題が隠されている可能性があります．

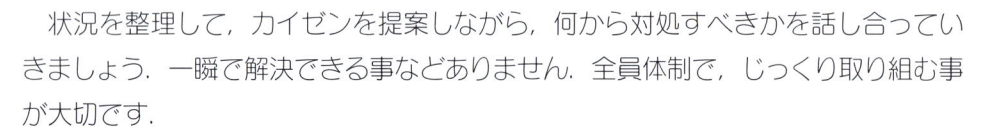

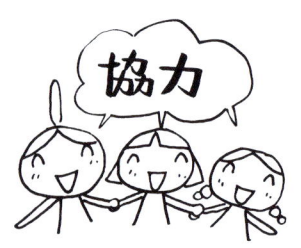

状況を整理して，カイゼンを提案しながら，何から対処すべきかを話し合っていきましょう．一瞬で解決できる事などありません．全員体制で，じっくり取り組む事が大切です．

	混乱の種類	起きる現象	スタッフの状態	カイゼン
1	受付の混乱	・予約簿記入モレ ・急患の対応に困惑 ・患者さんを待たせる ・金銭の間違い ・返却忘れ	・スタッフに謝る ・患者さんに謝る	①受付周りの整理整頓 ②スタッフが指令塔としての指示伝達の工夫 ③スタッフとの連携強化（治療予定表） ④あるべき場所の固定化と移動（保険証・診察券等）
2	治療そのものの混乱	・その日にやるべき治療ができない，わからない ・治療の順番に混乱	・ヒトのできていない事を言う ・新人が育たない	①確実な問診 ②資料をとる（レントゲン・写真・検査） ③治療計画の立案と周知 ④治療予定の立案 ⑤職種間で打ち合わせを行う（前日・朝礼） ⑥職種の役割りを明確化する ⑦医療機器・器材に対する勉強会の実施 ⑧誰が行っても同じ標準化 ⑨マニュアルによる育成プログラムでの教育
3	記録・保存の混乱	・記録されているモノを一瞬で出せない	・いつでも探す ・当日，何をしたらいいのかわからない	①時系列での管理 ②カルテ以外は最新情報を手前に管理 ③情報を一瞬で取り出す管理（番号・順番・色別）
4	内部情報の混乱	・情報が錯綜する ・情報が途中で消える	・「聞いてません」と言う ・反発する ・モチベーションを下げる	①一瞬でわかる伝達ボードとチェック ②誰がどこまで見ているかわかる回覧 ③議事録の作成 ④事業計画を明確化（年間・月間・週間） ⑤朝礼での徹底 ⑥組織図（担当と指令系統の明確化）
5	移動の混乱	・それぞれがバタバタと動く	・疲労度が増す ・夕方にはクタクタ・イライラ	①動線の単純化 ②最短でとれるモノの置き場所 ③器具が戻る位置の固定（ラベル化）
6	時間の混乱	・予約時間通りにならない ・絶えず患者さんを待たせる	・時間の感覚がない ・待たせても，仕方がないと思っている	①時間を見える状態にする（時計の位置とアナログ表示） ②治療予定表の活用 ③時間延長の場合の合図（レッド・イエローカード） ④職種の技術レベルアップのための継続した訓練
7	環境の混乱	・埃 ・手垢 ・モノの散乱 ・モノが破損 ・やたらと多いモノ ・古い掲示物	・汚い・古い事に気がつかない ・壊れる・なくなるに罪悪感なし	①チェックする時期 ②チェックシートの用意 ③誰が行っても同じ標準化 ④破棄…赤札方式の導入 ⑤取りやすい掃除道具の管理 ⑥故障時の対応マニュアル ⑦使用物品・故障時の価格公開 ⑧職場内での個人所有物の排除（個人はロッカーへ）
8	消毒の混乱	・清潔と不潔物品の混在 ・診療途中で溜まってしまう流れ	・不潔になってしまう事に気がつかない ・誰かがやってくれると思う ・責任がない ・時間がかかって当然と思う	①消毒機器・薬液の使用説明書を保管 ②動線を考えて配置 ③ラベル化 ④薬品に対する勉強会の実施 ⑤誰が行っても同じ標準化（薬品濃度・時間・手技） ⑥片付け時間の測定
9	技工物の混乱	・模型の変形 ・セットに時間がかかる ・技工所に再製で出す	・多くは自分達の問題とは考えない	①よい材料の選択と管理 ②誰が行っても同じ，材料の操作（混水比・温度・時間・機械練り） ③技工所別搬出の明確化 ④技工所との連携強化
10	模型の混乱	・誰の模型かわからない ・保管量が増える	・どのように保管したらいいかわからない	①処分するルールの明確化 ②模型の管理（箱管理）
11	在庫の混乱	・モノが増える ・注文するタイミングがわからない ・どこに注文するかわからない	・いつでもモノを探す ・急遽無理言って持ってきてもらう ・どこに戻したらいいのかわからない	①置き場所の明確化 ②適正在庫量の把握 ③カンバン方式の導入 ④価格の明確化 ⑤ディーラーとの連携強化

語れる場を作ろう

スタッフルーム編

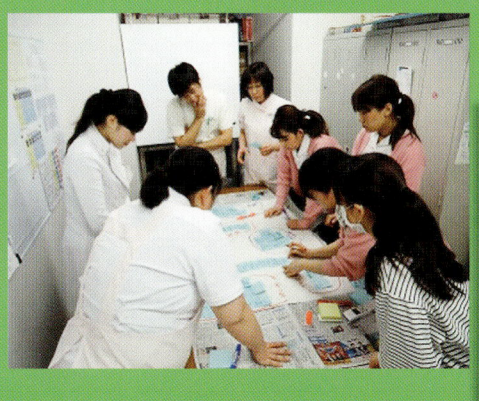

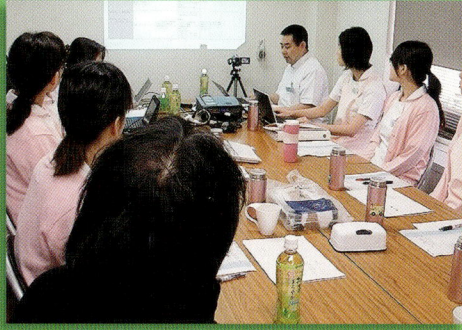

スタッフルームでの段取り

チームの姿勢は，スタッフルームに現れる．

全体が動くための情報は，
スタッフルームの中にある．
いつまでに誰が，
何をどのように行っているのか
視える化する．

組織としての体制は，
一瞬で見えなければはならない．
そうしなければ，
見えない事に不安が生まれ，
見えない未来に大きく焦り，
人に対して不満がたまる．

スタッフルームの環境は，
いつでもチーフがチェックする．
ここが機能していれば，
組織はきれいに動き出す．

一番大切にしなければならない裏の中心

スタッフルームは，
みんなが語り合い，
情報が集約されている場と
考える

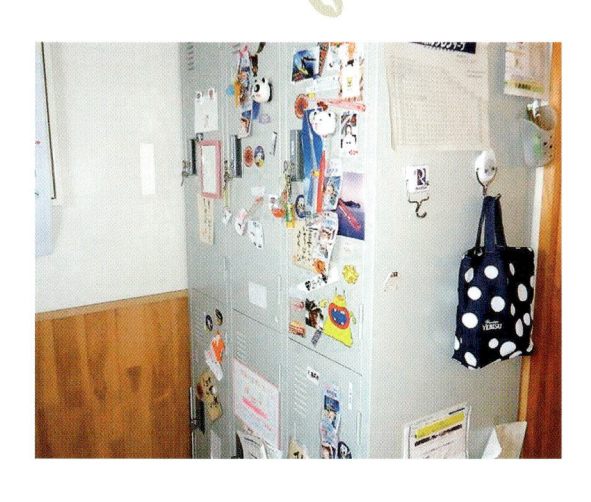

CAUTION!!

要注意!! チョットした油断が職場環境を崩す

職場は，みんなのモノです．個人ルールが通用している場合，ロッカーさえも汚れてきます．
歯科医院にあるものは，共有の財産と考え，清潔に保ちましょう．

49

どうして，一致団結できないの？
それは，話し合う場所が必要なのです

組織の混乱は，スタッフルームから始まる —— きりの歯科クリニック

《改善前》

以前のスタッフルームは，ちゃぶ台，座布団，テレビなどがあり，床には毛布を置いて，リラックスできる室内でした．しかし，それは「個人の家」のような感じでした．

その中でミーティングを行っていましたが，みんなが下を向いていて誰も発言しません．院長ひとりが話をしていました．

実は，自分の意見を言いたくても，言えない雰囲気がありました．

お昼休みのスタッフルームは，愚痴や不満が飛び交っていて，院長とスタッフの間の溝は深まるばかりでした．

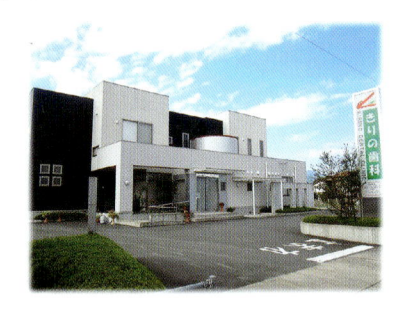

《改善後》

スタッフルームは，着替えの部屋になりました．倉庫のようになっていた部屋を会議室に変え，「情報を視える化」することで，スタッフの仕事に対する意識が変わってきました．それぞれが，自分の仕事に責任を持つことで活発な意見が出るようになり，不満や愚痴を言うこともなくなってきました．

以前は，院長とスタッフは別々に昼食をとることが多かったのですが，毎日一緒にとるようになり，院長，スタッフ間でのコミュニケーションもうまくとれるようになりました．

話し合う環境を整えることが，友達集団を，プロの組織へ変えたと思います．

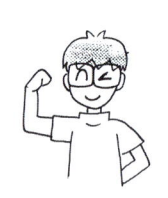

イスにするだけで座る姿勢が変わります

《改善前》

活気のない会議．院長先生が話しているときも，みなさんなかなか目が合いません．

《改善後》

毎月1回のミーティグは2時間．毎回スムーズに進みます．年1回の戦略会議は6時間です．いつもなかなかのスゴイ意見が出ています！以前とは別世界です．

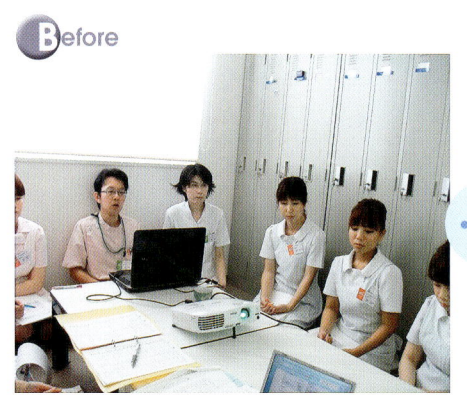

Before 正座は，上体が真っすぐになって座ります．

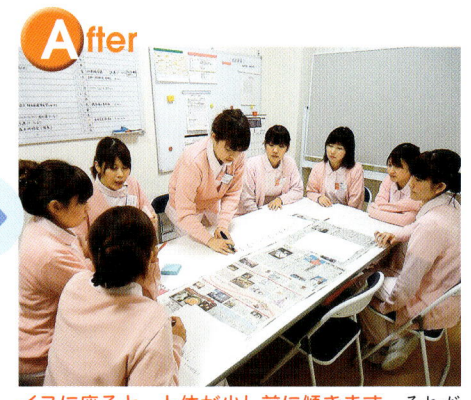

After イスに座ると，上体が少し前に傾きます．それだけで参加している雰囲気になります．

個人の思いを組織の考えとしてまとめたい
スタッフルームを会議室にしてしまおう!!

ス タッフルームは更衣所や休憩所ではありません

《以前のスタッフルーム》

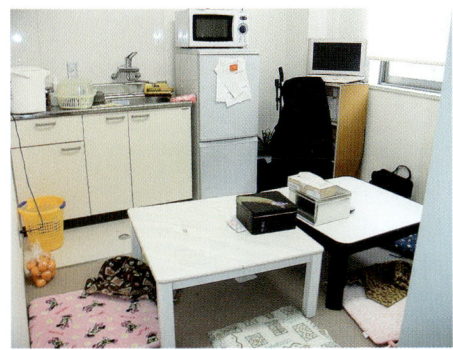

スタッフルームは，診療をスムーズに動かすための心と体を整えるための空間です．

だから一人一人の言葉を大切に組みとることができる場所となります．

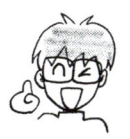

個人の家のようなスタッフルーム．座布団の位置で力関係がわかる？

仕事をスムーズに進めるためには，まず話し合う会議が必要．会議ができるスタッフルームにしてみよう

苦 肉の策で院長室を会議室に変更

《倉庫→会議室→診療室に変化した部屋》

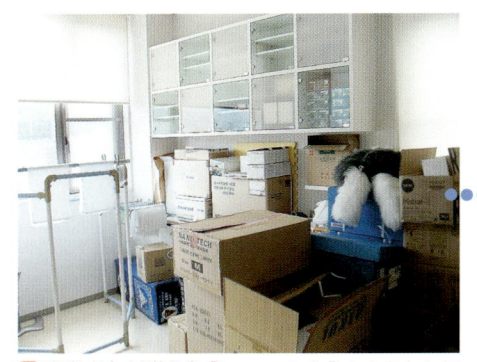

❶ 患者さんが増えたらユニットを入れようとしていた部屋．買ったものが，そのままダンボールの中．不良在庫が部屋にあふれかえっていた．

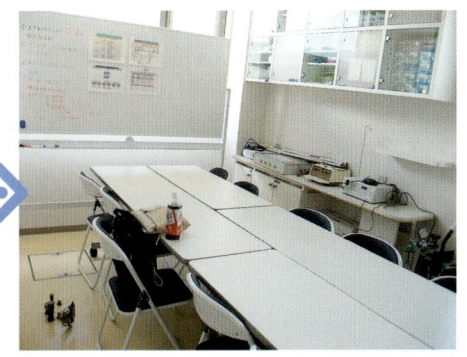

❷ 変革して2カ月後．片付けが進んだので，会議室に変更．着替えはスタッフルームで．この部屋は「語れる場」とした．

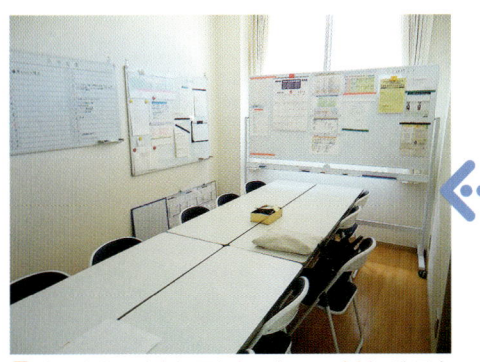

❹ 院長先生には申し訳なかったのですが，院長室を会議室にリニューアル．いつも整理整頓されている．

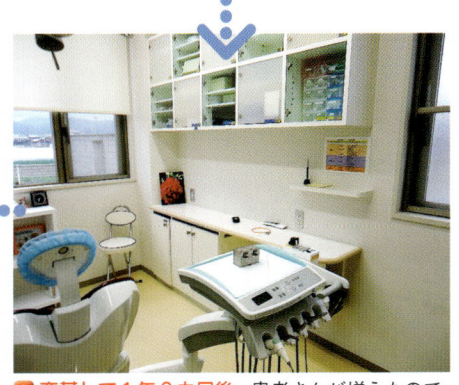

❸ 変革して1年2カ月後．患者さんが増えたので，この部屋にユニットが入った．会議室は院長室に移動となった．

❻スタッフルーム編：一番大切にしなければならない裏の中心

組織の成長をどこで語り合うの？
話し合う場は絶対に必要

こたつから机とイスの部屋へ変化させる —— ハッピー歯科医院

　組織には情報を共有する時間が必要です．ここで全体が動く計画を立てて，実践の確認をしています．人の家の台所のような場所では，話し合いはできません．

そんなに違うものですか？

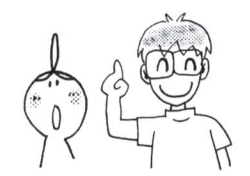

ウン，全然違う．やってみればわかるよ

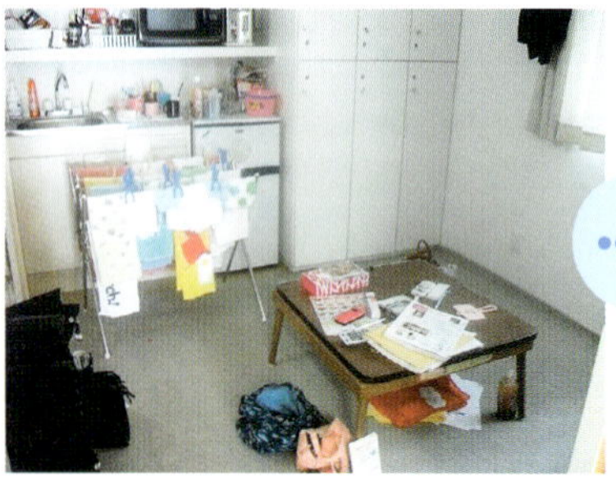

語り合うべき場所「スタッフルーム」は私物が出しっぱなし．だから，話し合いは待合室でやっていた．待合室でのミーティングは患者さんがいらっしゃる間はできない．

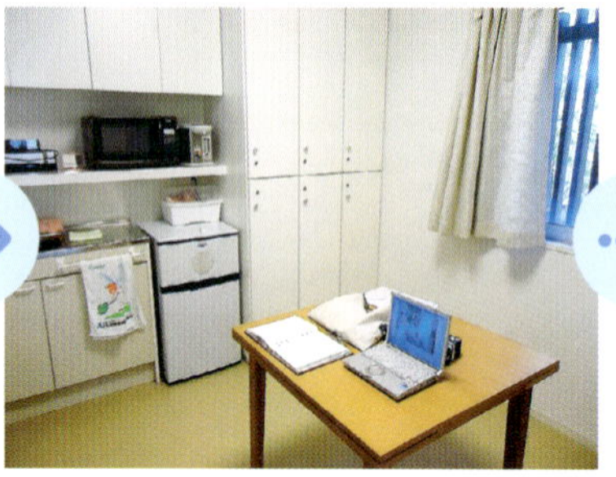

まず整理，そして話し合って，机を1台買った．部屋の広さから1台しか入らないと思っていた．

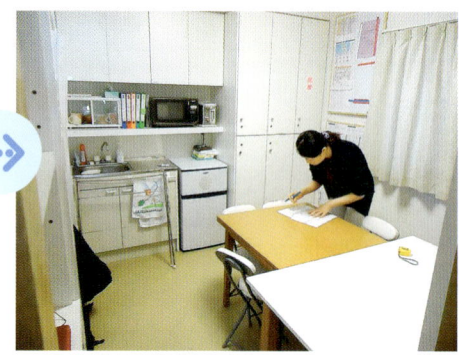

しかし机を入れてみると，2台入れることが可能だとわかり，再購入．時期がずれると同じ色がなかった．少し残念．

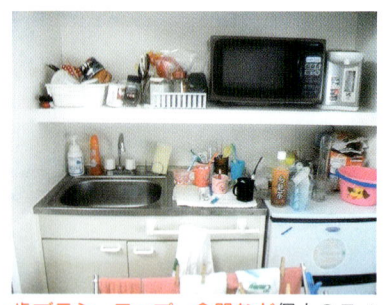

歯ブラシ，コップ，食器など個人のモノであふれかえっていたスタッフルーム．

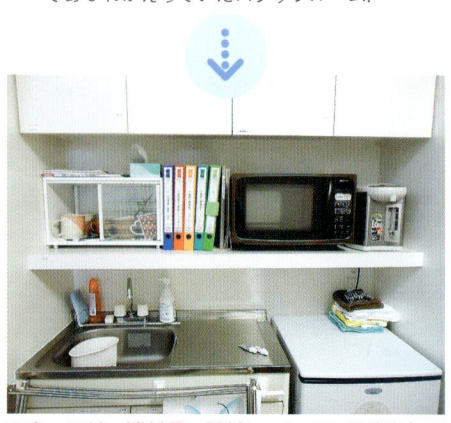

いい感じの会議室でしょ．話し合えるスタッフルームにするのが基本です

スタッフは，消耗品，器材についての予算を毎月5万円預かっている．その中で，色々と物をそろえる．もちろん余裕を持って購入．お金の権限移譲は責任感とコスト意識を育てる．

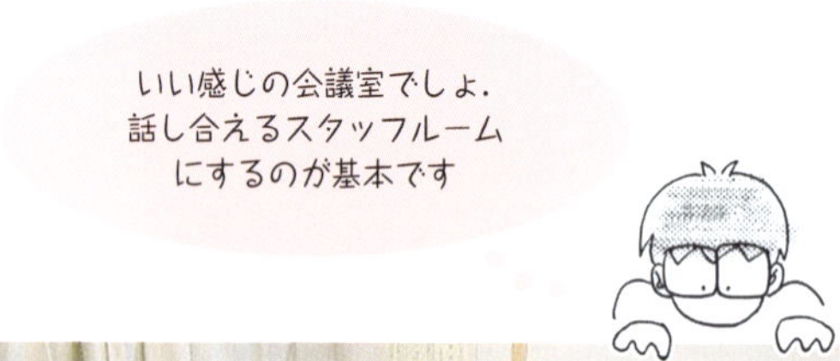

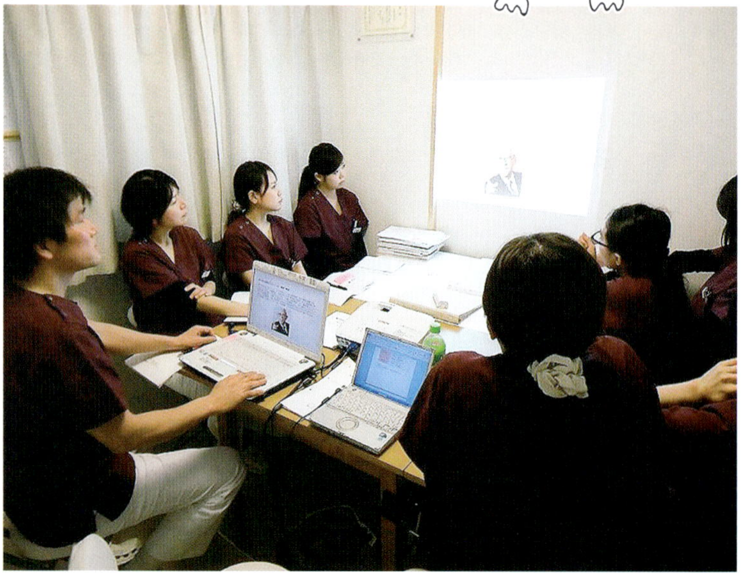

狭くとも，しっかりとした会議はできる．院長はいつも理念を語り，今の思いをしっかり話されている．また，勉強会にも利用することができる．

スタッフルームをロッカールーム，休憩室などと思わないこと
語り合うからこそ，組織は成長できる

カイゼンする前のスタッフルーム ── くりはし歯科豪徳寺診療所

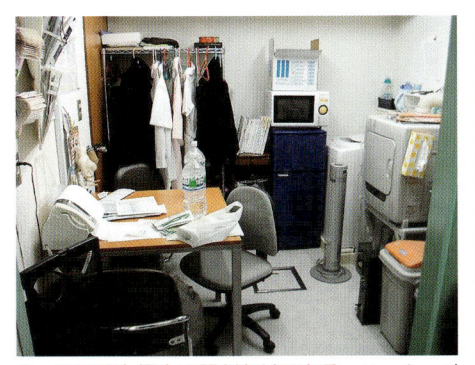

入ってみると個人の服がかけてある． ロッカーがないからだ．私服がかかっていると仕事のモチベーションは上がらない．

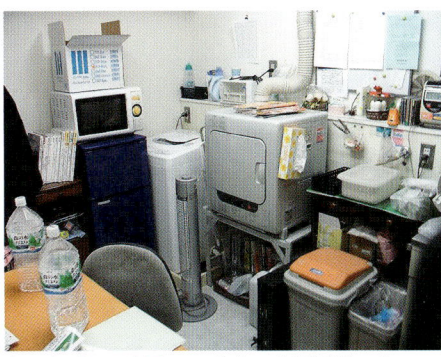

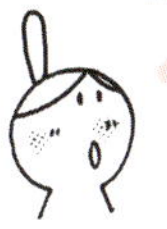

とにかくモノが多い． 小物は歯科医院のものか，私物なのかよくわからない．出しっぱなし使いっぱなしが許されている．

> 何から始めたらいいんですか？

> まずは「捨てる」からだネ

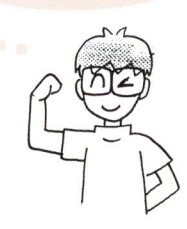

少しの工夫をしてみたが，大きく変化はなし

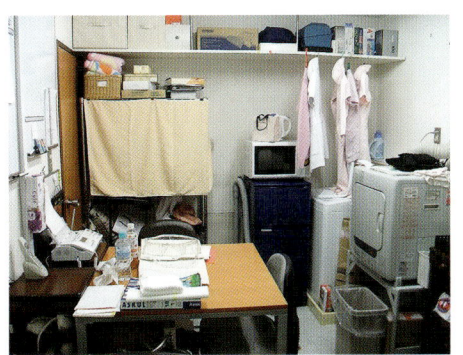

服は見えないようにしようとする． 努力の跡アリ．白衣がなかなか乾きません．

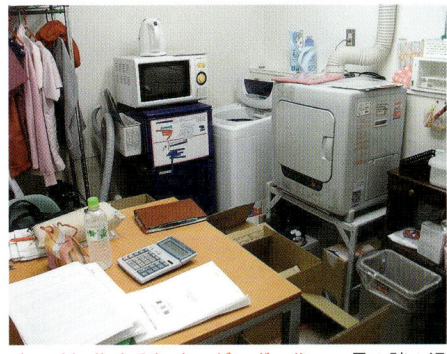

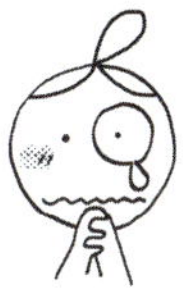

時には処分するためのダンボールで， 足の踏み場がない状態．いろいろやっていた混乱期．

> ちょっとの変化では，すぐ元に戻ってしまうんですネ

カイゼン後のスタッフルーム

> ソウナノヨ〜．焦らなくてもいいけど，5Sはとことんやり続けるのがミソよ

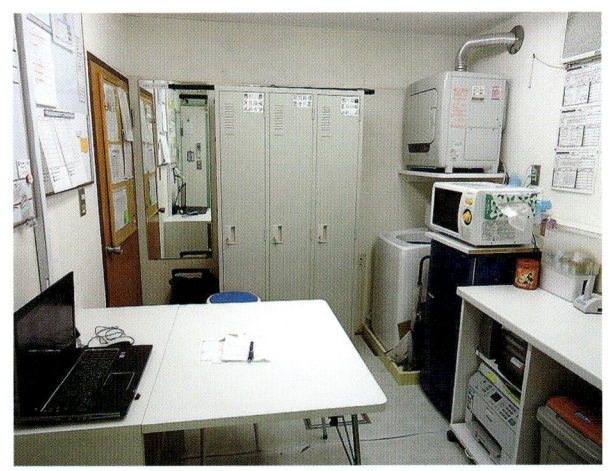

今にも取れそうな棚と，今にも抜けそうな床の修理をして，机を変えた．現在ではモノを増やさないように，気をつけているのがわかる．

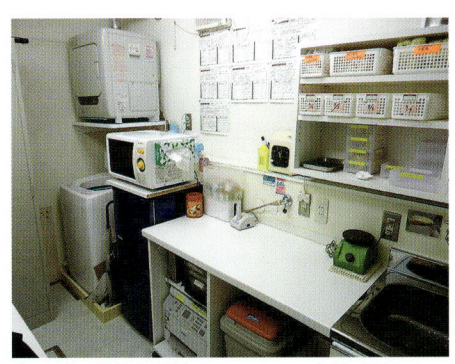

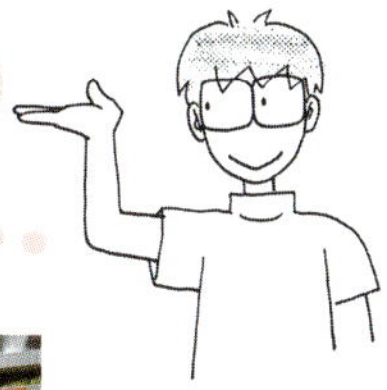

カイゼン担当者を決め， スタッフ全員が汚れないように気をつけている．汚れたらすぐ拭き取るのが基本．

❻スタッフルーム編：一番大切にしなければならない裏の中心

スタッフルームに揃えておくべきモノってなに？
ロッカー・ホワイトボード・プロジェクター・パソコン・イスと机

　スタッフルームは着替えをする，会議をする，昼食をとる，事務作業をする，勉強会を行うなど，いろいろなことに使えます．待合室や診療室を使えばいいと思われる方も多いでしょうが，患者さんがいると使えませんので，仕事が止まってしまいます．表の仕事が診療ならば，診療を支えるのが裏の仕事．その裏の仕事を固めていく所がスタッフルームです．大切に考えて，場所の確保に努めましょう．

《必要なもの》

ホワイトボード ── 佐伯歯科医院

　ホワイトボードはできるだけ大きいモノがいい．
　掲示物は，絶対に曲げて貼ってはいけない．毎日見ていれば，歪むはずもない．
　もし掲示物が曲がっていればチーフに注意！　みんなが見てない証拠．

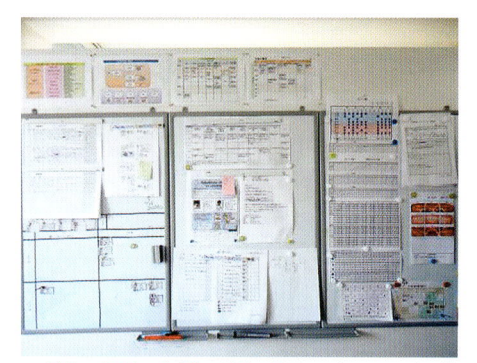

マグネットは，丸型ではなく長いバータイプを使用したい．そうすれば，掲示物は空調の風に負けずに傾かない．

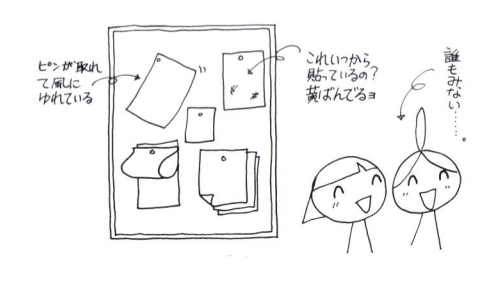

プロジェクター ── 右田歯科医院

　プロジェクターがあれば，その場で会議議事録を作ったり，勉強会を実施するなど，どんどん使える．

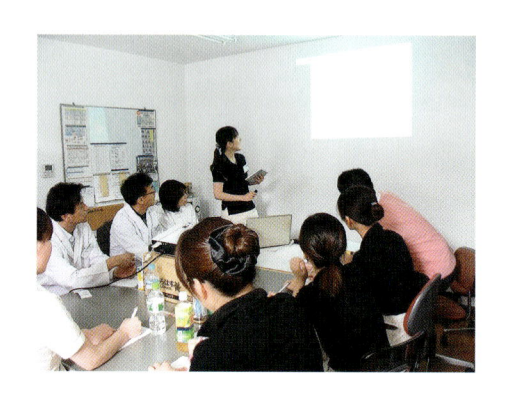

パソコン

　これはいります．
　ワード，エクセル，パワーポイントは使いたい．インターネットにも接続して下さい．

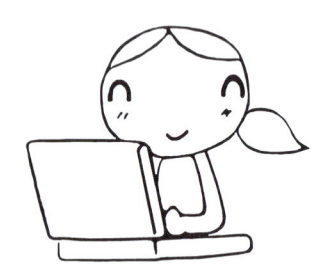

イスと机

　スタッフルームの設備について話すとき，「イスに背もたれくらい欲しい」という意見がでることがあります．誰でも思います．私もできればそうしてあげたい．しかし空間はそう広くありません．でも一度座ってみて下さい．いざ丸イスに座ると，それほど不便は感じないものです．
　丸イスのおかげでミーティングのときに，前にのり出して発言するなど，会議に臨む姿勢に感動することもあります．"前向きな姿勢"とは，こんな感じなのでしょう．狭い場所しかないのであれば，丸イスも大歓迎です．

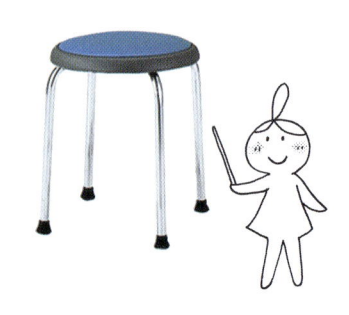

人は組織の宝物

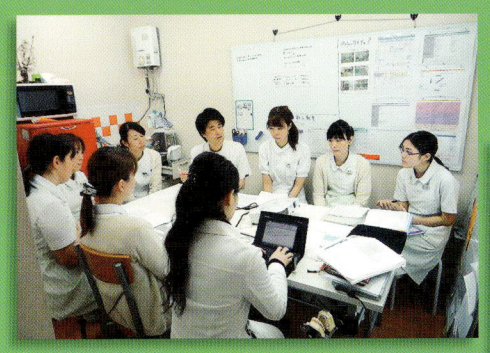

人材育成編

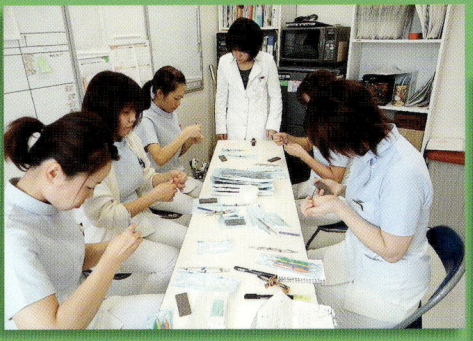

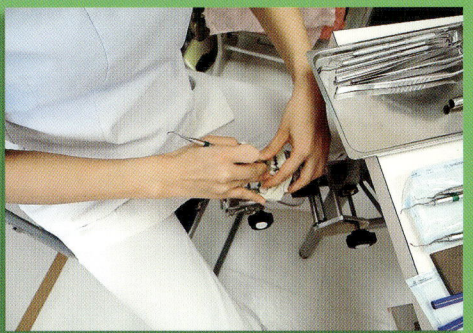

人材育成の段取り

「人を活かす」が人材育成．
誰もができる体制に．

組織が成長していれば，
人の知恵が生かされる．

考えて，行動できる力こそ，
生きた医療に結びつく．

組織は人なり
人あってこその組織なり．

仲間として大切に育てる そして協力して よき医療を提供する

診療の質は技術だけではない
スタッフ全体で行う
総合力が問われている

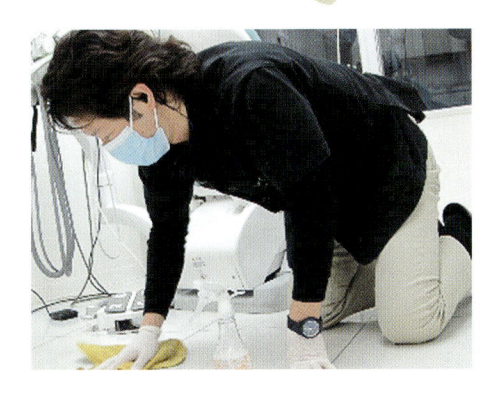

要注意!!

院長は私達のリーダー そのリーダーの志に魅せられて，私達は歩み出す

院長自ら床を拭く姿を見て，誰が私達の仕事に手を抜こうなどと思うだろうか．
この人とともに成長したいと必ず思う．

育成のための，マニュアルはどうやって作るの？
仕事そのものを視える化する

育成のためのマニュアルは，どうやって作るの？ —— きりの歯科クリニック

「マニュアルを作るとマニュアル人間が出てくるのではないですか？」と聞かれることがあります．私達はマニュアルを使った教育を受けて，数日でフロントに出てくれるマクドナルドのアルバイト生を見て感動します．

「よくこんな高校生を数日で…」歯科医院ではどうでしょうか？ 新人をマニュアルなしで何日で一人前にしていますか？ マニュアルは仕事そのものを視える化しているのです．なくて，どうして育てられますか？

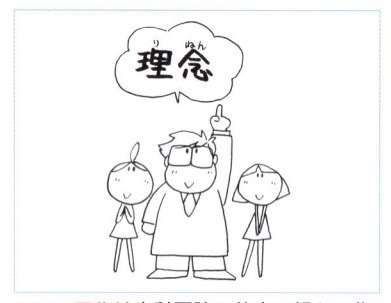

マニュアルは歯科医院の仕事の視える化．理念の基に一丸体制で作ってみましょう．

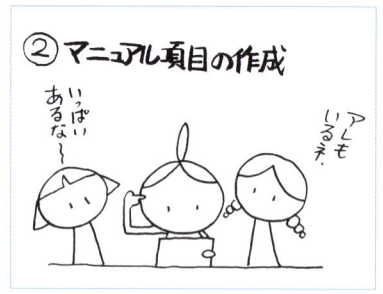

❷ まずは幹となる目次を作ってみます．プロジェクトリーダーと数人のメンバーで話し合ってみましょう（図1）．

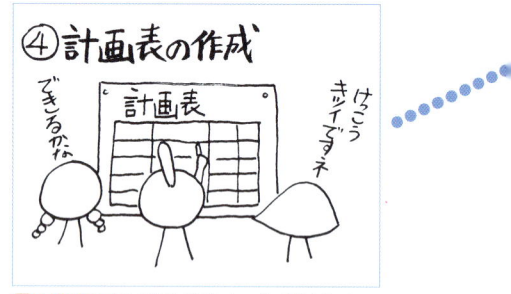

❹ 1週間で1項目が基本．無理はしない（図2）．

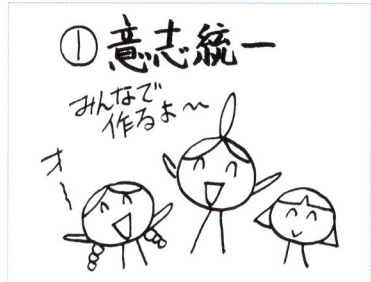

❶ 全員で作るが基本．院長先生もお願いします．

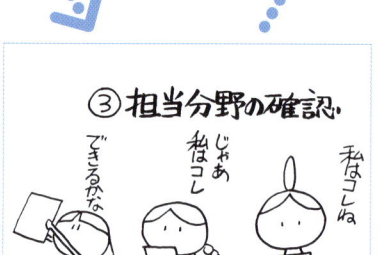

❸ 担当分野をみんなで分担．得意分野でがんばろう．

図1 マニュアルの目次（例）

図2 1週間で1項目．1カ月ごとに行うべきことを視える化する．

計画を立て，段取りよく進めよう!!
完成までは3〜6カ月

詳しくは『マニュアル作りで仕事を視える化』(医歯薬出版)をお読みください．

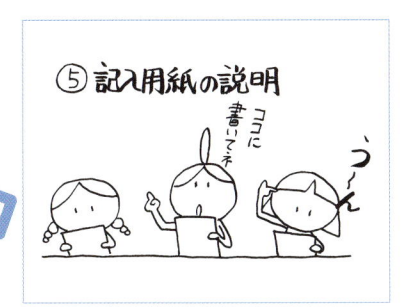

5 書式の統一をはかる．

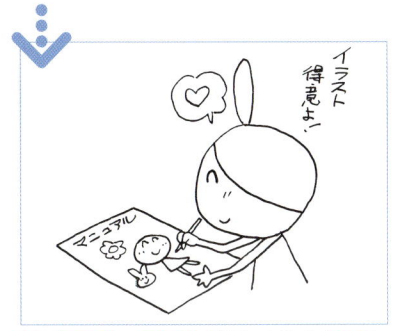

6 イラスト，写真など楽しく作成（図3）

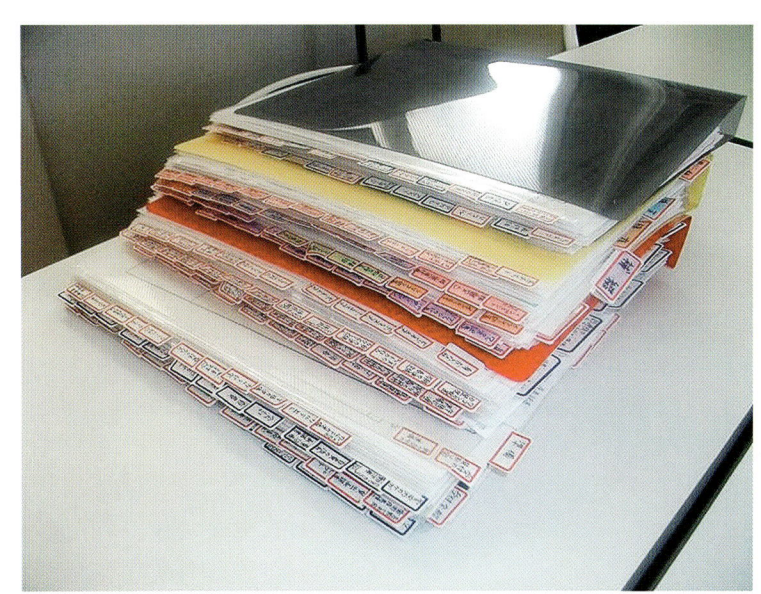

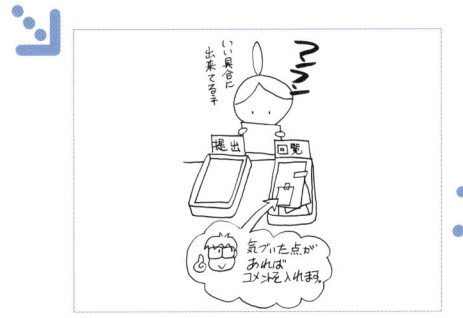

7 ここでは大きくダメ出しはしない．書く前に頼んでおいてネ（図4）．

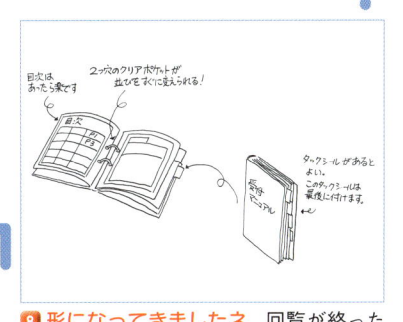

8 形になってきましたネ．回覧が終ったらファイリングしていきます．

9 圧巻のボリューム．マニュアルは生き物です．ヒヤリハットが出るたびにカイゼンが入ります．

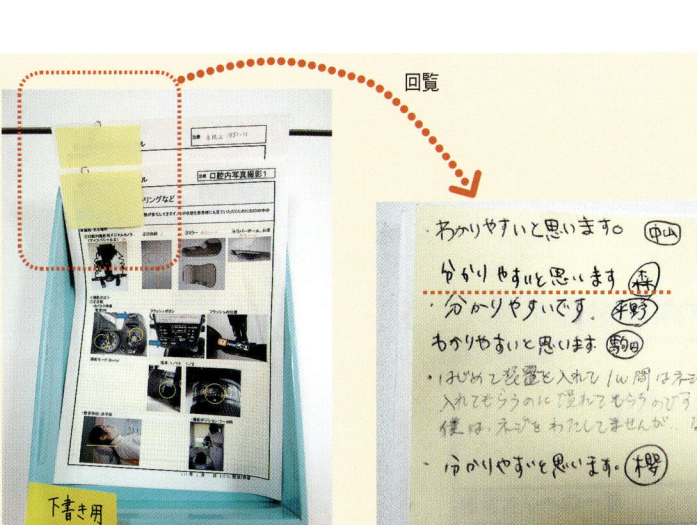

図3 まずは下書きをして提出．

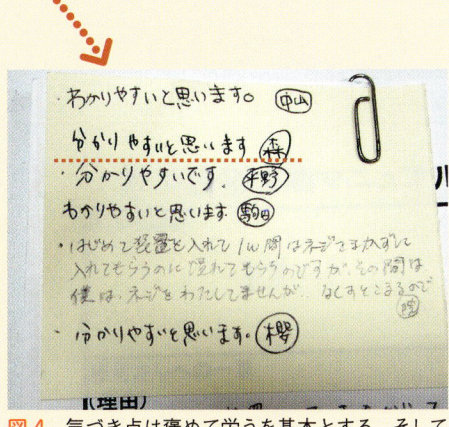

図4 気づき点は褒めて労うを基本とする．そしてコメント．

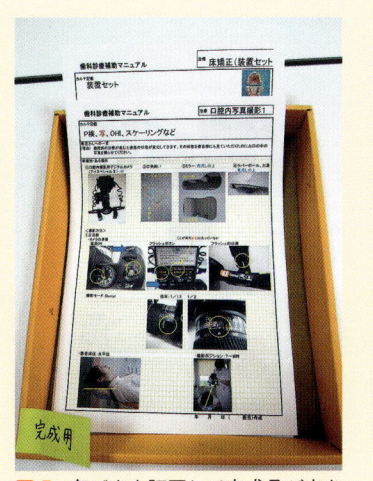

図5 気づきを訂正して完成品が出きてきた．いいですネ〜．

❼人材育成編：仲間として大切に育てるそして協力してよき医療を提供する

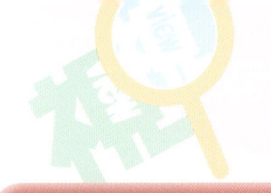

新人育成の基本はなに？
新人でもわかりやすい仕組みを作る

こう言われる歯科医院があります．「この度，新人を採用したが，能力が低いんです」「なかなかできるようになりません」私達はこう思うのです．「教えるタイムスケジュールや，教えるノウハウがないのだ」と．
新人でもわかりやすい仕組みを作りましょう．

マニュアルが基本!! 応用させよう
―― きりの歯科クリニック

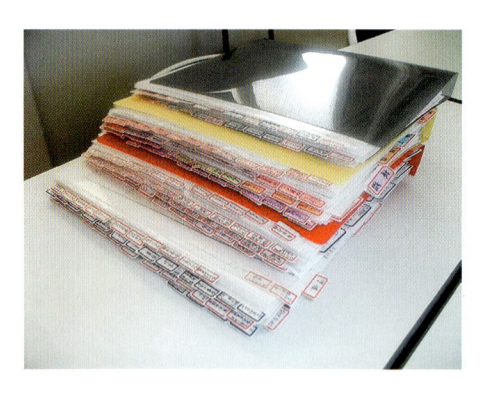

育成プランを立ててみよう

重要であって簡単なことから教えていく．院長が「まだできない」と言うことがないように．重みづけをして教える順番を決める（詳細は『人財として人を育てる』P74〜82）．

「視える化」の表．5段階評価の「早くできるようになってほしい」×「簡単にできるもの」の点数が高いものから教えていく．

育成タイムスケジュールを作ってみよう

いつ教えるのか，段階をつけて成長させる．

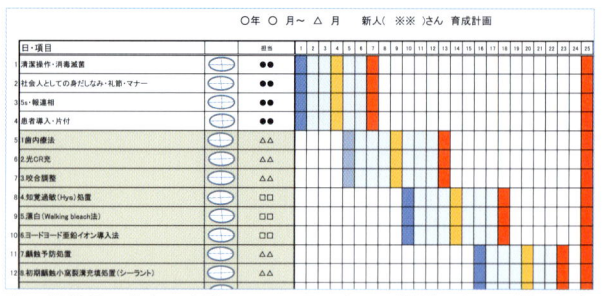

青は指導日，黄色は中間チェック日．赤は，試験日として計画を立てる．上達度は星取り図を利用する（⊕）．詳細は『人財として人を育てる』P85参照．

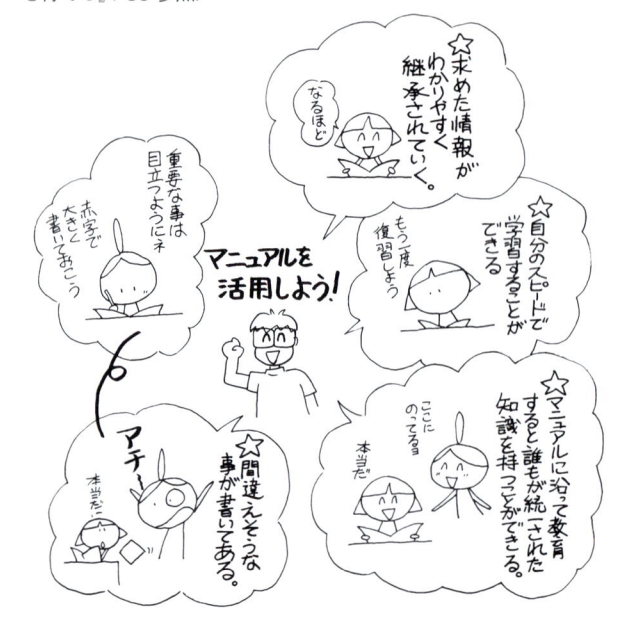

誰が，何から教育するのか明確にする
診療室内を徹底的に視える化する

診療中，新人につきっきりで教えることは難しい．
それならば，計画的に教育した後は，自力ででも動いてもらわなければなりません．
診療準備ぐらいならば，写真を見ながらでもできそうです．新人と一緒に一気に作ってしまいましょう．

カード方式で準備ができるようにしよう —— のぞみ歯科医院

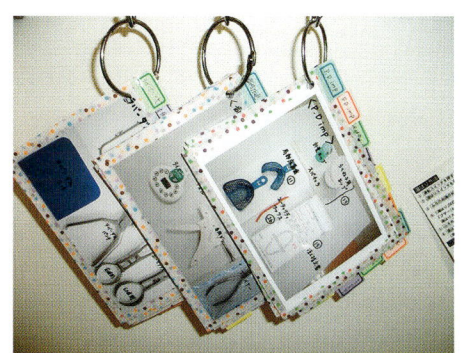

物品の形と名前を一致させる．

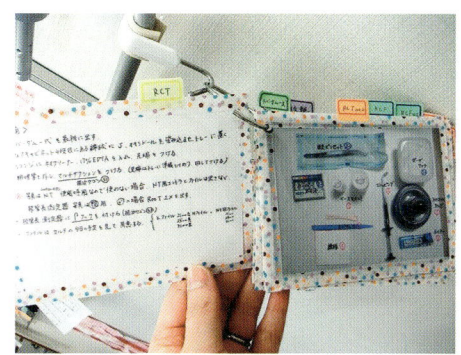

注意事項を書いておく．

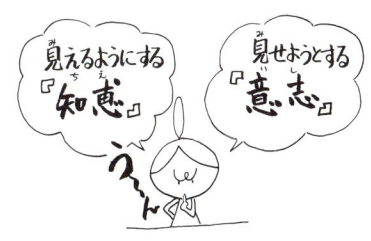

「見えるようにする『知恵』」「見せようとする『意志』」

どんどん仕事は視える化する

掲示方式で視える化しよう —— 近川歯科・矯正歯科

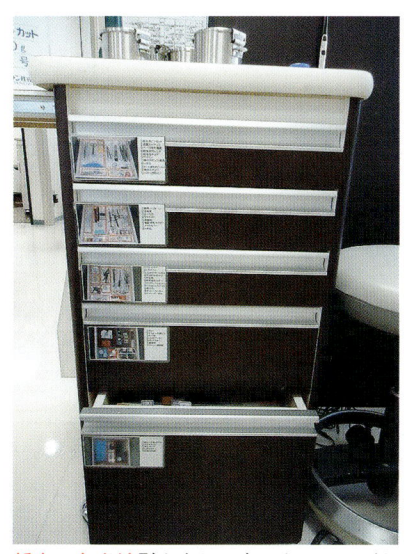

新人のときは引き出しの中にあるモノがわかりにくい．慣れるまでの期間は，写真を撮って貼りだす．

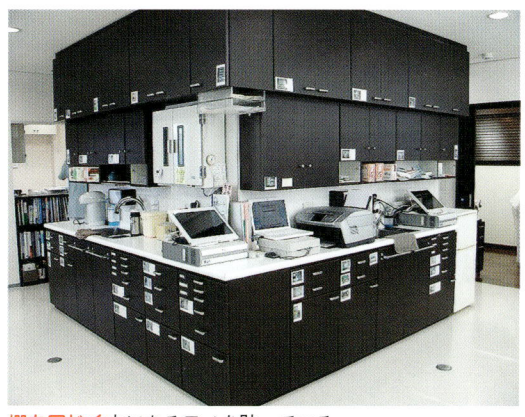

棚も同じく中にあるモノを貼っている．

覚えてしまえば表示板は外してラベルだけにする．

> ### 新人が困る3大コマッタ
> - モノや処置の名前が人によって違う
>   （例：CR充填，レジン充填，レ充）
> - やり方が人によって違う
>   （印象材やセメントの練和方法など）
> - 困ったときに声がかけづらい
>   （誰に聞いたらいいのだろう…）

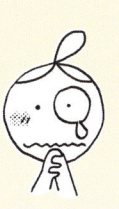

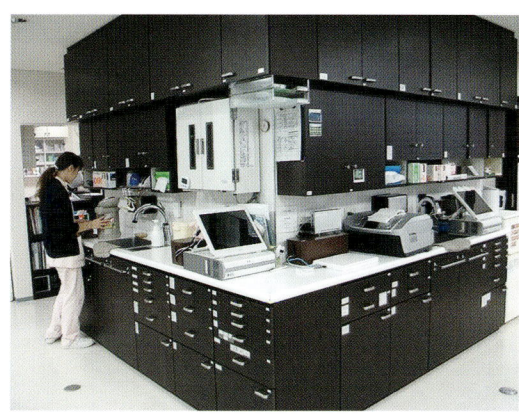

❼人材育成編：仲間として大切に育てるそして協力してよき医療を提供する　59

職種としてのプロ意識はどのように育てますか？

個々の実力は，継続したトレーニングで培われる

技術の向上は，1回の研修を受けたからといって成しえるものではありません．日々継続した努力があるからこそ，患者さんへの治療に最善をつくせるのです．あなたの歯科医院では，どのような流れで知識や技術を向上させていますか？

私達はここでも継続した技術の視える化をして頂いています．

院外セミナーで情報収集する —— 佐伯歯科医院

定期的に院外での研修を受講する．他の歯科医院のことを知ると，自分達の実力がわかる．技術だけでなく，知識や仕組みを導入していく．

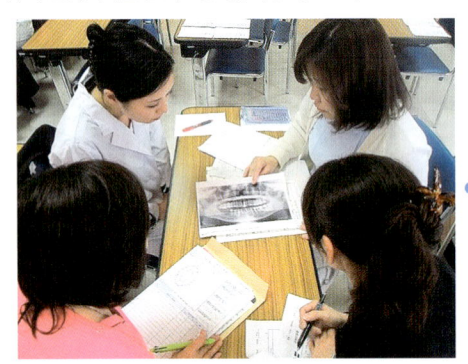

院内勉強会で情報共有する

研修を受けたら院内で伝える．場所と時間は計画的に確保する．その内容は，医療法に則って書類を作成して保管する．

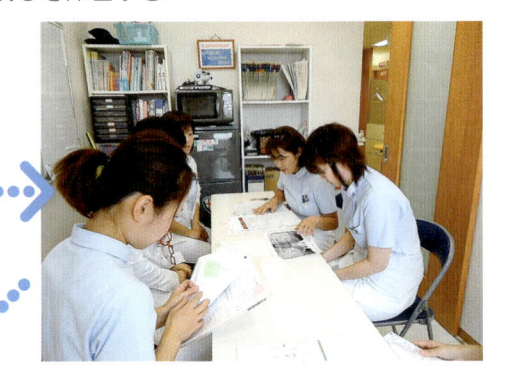

日々継続したトレーニング

継続した練習は，組織として支援する．

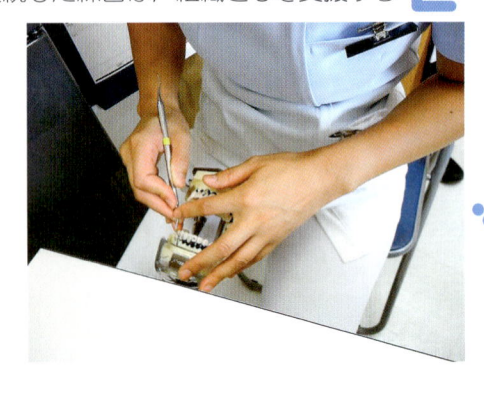

努力は毎日記録にとめる

・SRP 2分間トレーニング（マニキン）
・口腔内写真　写真撮影時間の記録（診療）
・TeC作製にかかった時間（診療）

佐伯歯科医院では行ったら，日々掲示板に記録する．上手にならないわけがない．

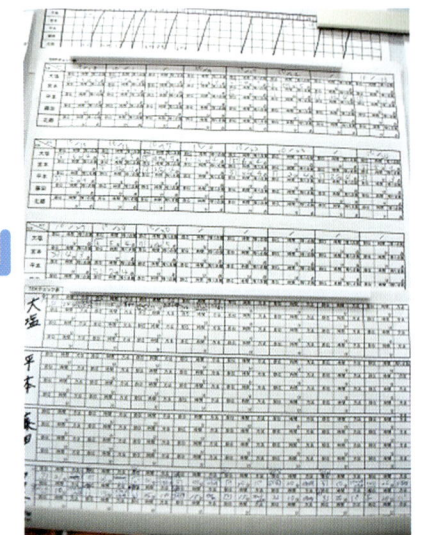

歯科衛生士の毎日の訓練は「ルートプレーニングの2分間トレーニング」

歯に塗ったマジックを力でなく技で取り除く訓練．
歯は変形させてはならない．
決められた時間内に，どこまで取れるかを毎日記録する．
・前歯部　2分
・小臼歯　3分
・大臼歯　4分
・分岐部ありの大臼歯　5分
他人との比較でなく，自分との戦い．やってみると，結構楽しい．

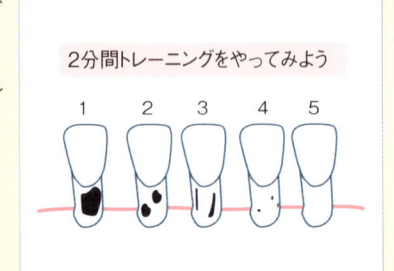

2分間トレーニングをやってみよう
1　2　3　4　5

一人一人が責任を果たしている
ベテランであっても新人であっても，協力し合える体制がある

ベテランの方が新しい診療所に勤務されることがあります．

1～2カ月して，こんな話を聞く事があります．「ベテランだから期待していたのに，それほどでもないよネ」失礼な話ですが，それはこのような理由です．

ベテランの人でも新人という立場で動けない理由．

①歯科医院としてのルールがあるので，合わせようとしている．（しかしマニュアルがない）
②どこに何があるかわからない．（モノがあふれている）
③聞きにくい雰囲気がある．（チームワークが取れていない）
④発言しにくい空気がある．（担当者がいない）

ワカリニクイ…

要は新人が動くための「診療所としての仕組み」が整ってないのです．ちょっと工夫をしてみましょう．

マニュアルは取りやすいところに置く —— くりはし歯科豪徳寺診療所

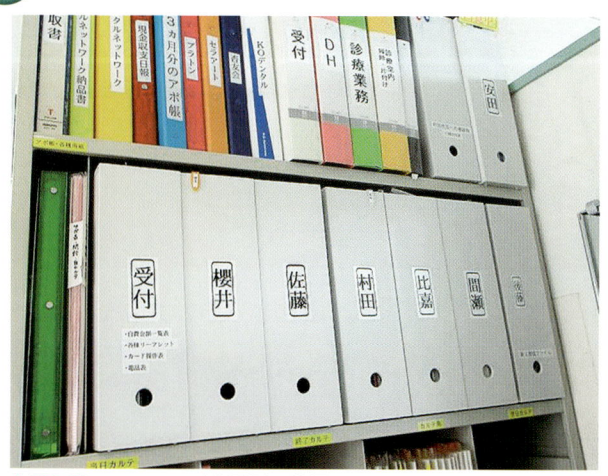

上段にはマニュアルが分野別に設置してある．ファイルは，できれば「イイ物」を使う．並べてあってもきれいに見える．

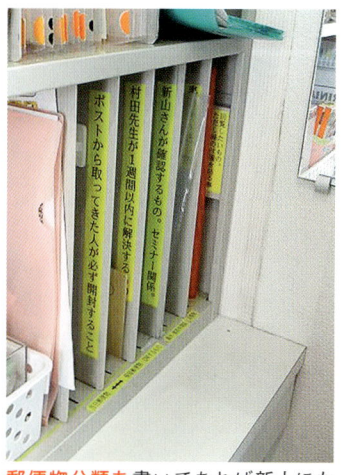

郵便物分類も書いてあれば新人にも分別できる．

新人でもやるべき事を，する場所に書いて貼る

印象を採ることにしてもルールがある．
機械の使い方も違う．
新人は混乱の中で仕事をしている．
そんなときには，ポイントを貼っておく．

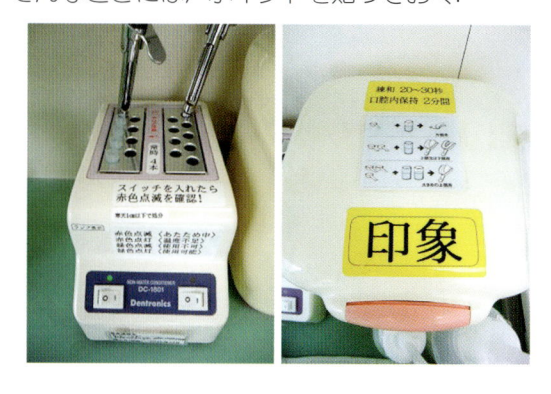

もとにあった場所に自然に戻す

色で統一．
みどりのテープが貼ってあるボックスには，文具にもみどりのマークをつけておく．これだけでモノがなくならなくなる．

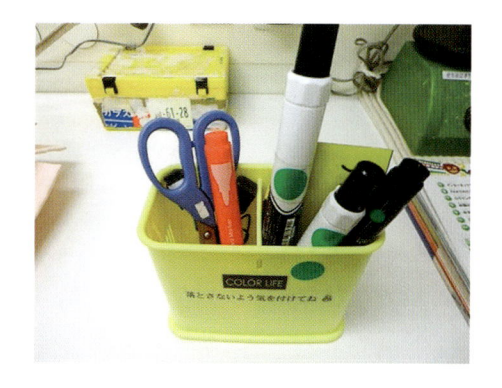

❼人材育成編：仲間として大切に育てるそして協力してよき医療を提供する

どうやったら，プロ意識を育てられるの？

まずは汚さないが基本

いつでもすぐにきれいにする．そんな体制を作ることで，歯科医院は清潔になります．しかし，まずは汚さないが基本です．

入れて整頓 —— くりはし歯科豪徳寺診療所

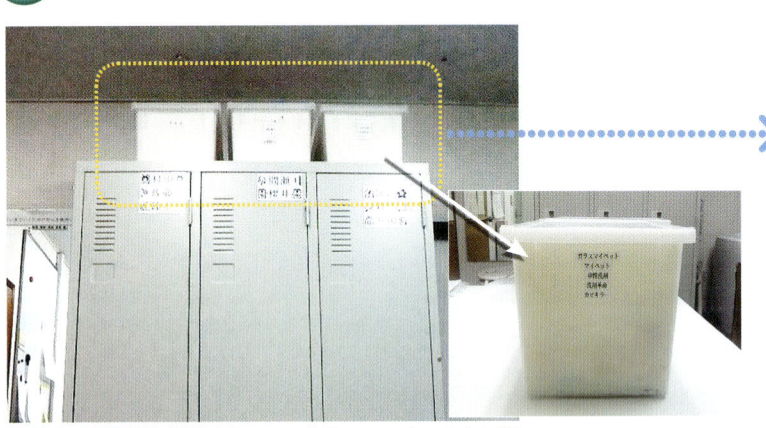

掃除する場所別に道具をケースに入れ，ロッカーの上に置いている．

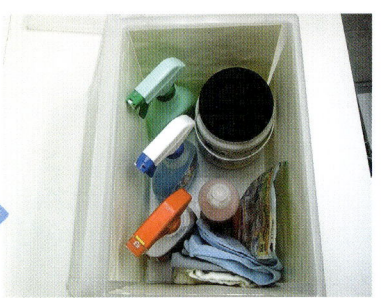

必要な道具がひとまとめにしてある．

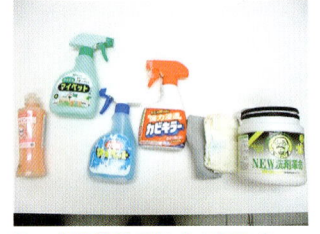

いつもそろえておくべきモノ

かけて整頓 — 拭き掃除もスムーズに
—— きりの歯科クリニック

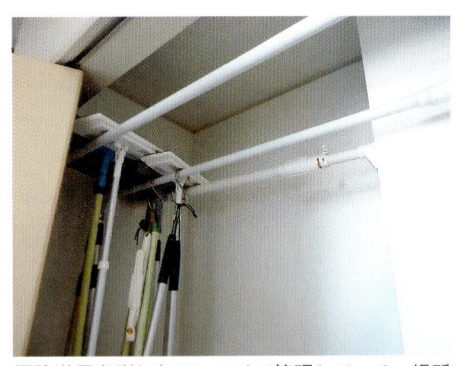

掃除道具を逆にして，かけて管理している．場所をとらずに Good！

近くに整頓 — ちょっとした汚れにすぐ対応

ちょっとの汚れをすぐに清掃．
患者さんから見えないスピットン裏に置いていつでも清掃．

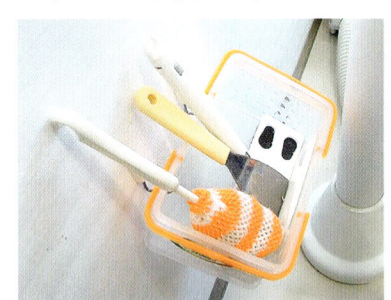

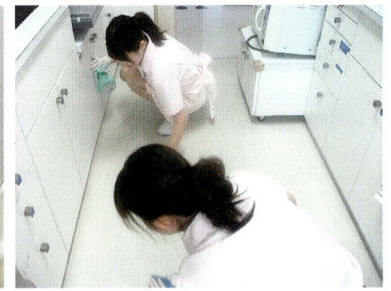

ここまでやってますか床掃除．

本当に必要なものだけを置く —— おきむら歯科

洗いシンクの下．自然と置くモノは増えていくので，置かないように意識し，あまり使わない物は倉庫に保管．

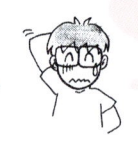

こんなにいらないものがあるのよね〜

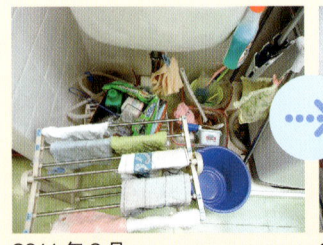

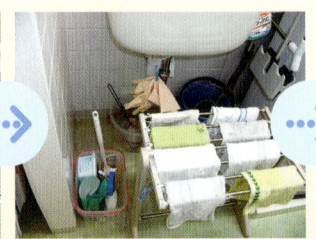

2011年3月 → 2011年12月 → 2012年5月 → 2012年9月

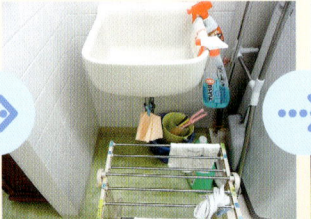

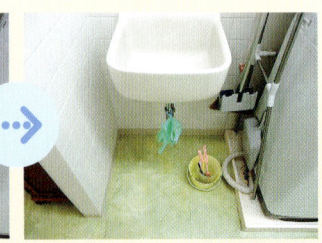

清掃はスタッフの心を真から育てる
診療室をピカピカに磨く

診療室をピカピカに磨く —— 伊藤歯科クリニック・のぞみ歯科医院, ハッピー歯科医院・きりの歯科クリニック

ただやみくもに「きれいにして」と言っても, なかなかできるものではありません.
誰が, どこを, いつ, 掃除しているかを明確化してみましょう.

《掃除チェック表》 場所別, もしくは人別にチェック表を作ろう.

担当別チェック表

	診療室・特診室	基本セット(8つ)	口腔外バキュームスプレー	チェアー周りの電源	チェアー下部拭き掃除	診療室の棚	特診室
診療室							
	水やり	レントゲン室	チェアー上部拭き掃除	スピットン			

	技工室	日付の書きかえ	指示書各ケースへ	当日セットの移動	カウンター・机・水周り	水やり	印象材バケツ洗う	鍵締め
スタッフルーム	掃除機	殺菌灯の中	手洗い場	ワゴン	裏口の玄関			

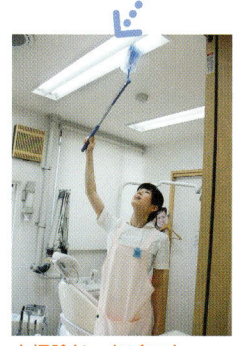

	消毒室	薬液作り	乾燥機の中身の整理	寒天・ポット・照射器・殺菌灯の電源	CR冷蔵庫から出す	オートクレーブの中	フィルムカバーを捨てるケース	印象ケース

大掃除じゃなくても ココまでやる歯科医院のみなさん.

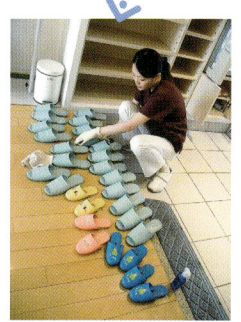

スリッパを毎日拭く.

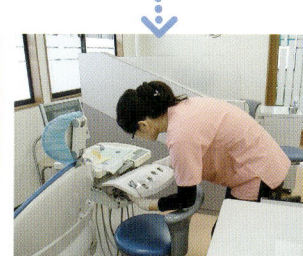

ブラケットを分離して拭く.

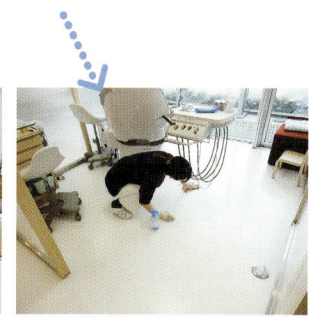

床を毎日拭く.

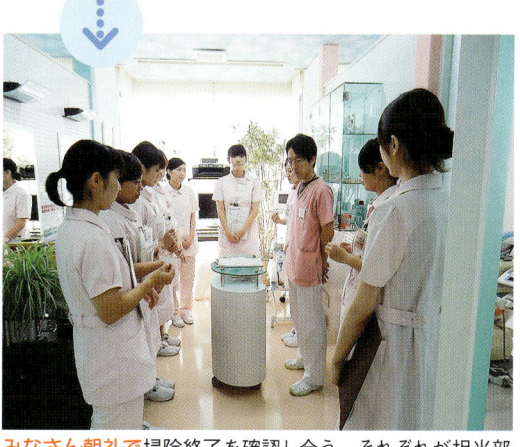

みなさん朝礼で掃除終了を確認し合う. それぞれが担当部署のチェックシートを見せている.

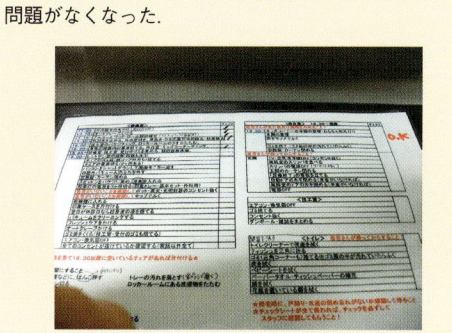

アルバイトの学生だって, きちんとした仕事ができる
ある歯科医院では, 「今度のアルバイトの学生さんは, 仕事をやらない, できない」と言い合っていた. しかし, やってもらう事を書いてみると, イメージ以上の数が出た. それならやってもらう時間も書いてその通りにやってもらおう. 一覧表ができてからは一切問題がなくなった.

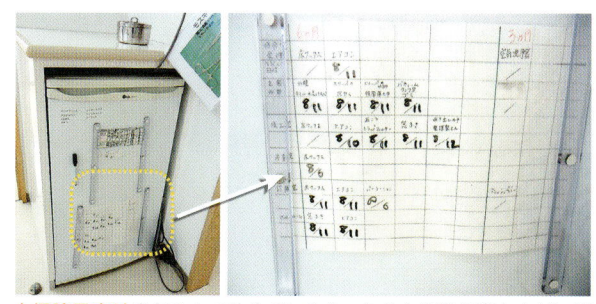

大掃除予定は半年先まで決めてしまう. 冬の大掃除が終われば, 夏の大掃除の日程をすぐ決める.

❼人材育成編：仲間として大切に育てるそして協力してよき医療を提供する

ちょっとしたことでサスガ!!と思ったことがありますか？
院長の姿勢，歯科医院への愛情

院長の姿勢 —— ハッピー歯科医院

朝，診療所に伺うと，院長先生がトイレの掃除をされていました．
「先生，大変ですネ」と声をかけると，
「みんながよく頑張ってくれているので，自分がみんなのためにできることを考えて，自分が掃除の中で一番イヤだと思うトイレ掃除に手を上げたんです．これぐらいやらないとネ」
院長先生自ら動かれているのですから，スタッフの方は掃除に手を抜きません．いつもピカピカの診療所です．

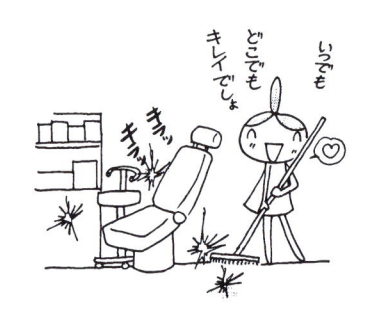

診療所に対する愛情 —— はらみず歯科クリニック

朝早い時間に伺いましたが，スタッフの方々はそれぞれの掃除を始められていました．外回りの掃除をされているスタッフは隅々まで拭き掃除をされています．診療のちょっとした合間に外に出て草取りをするスタッフを見ました．
「すぐに生えるんです」と笑顔で答えます．地域から愛されている歯科医院はココが違います．

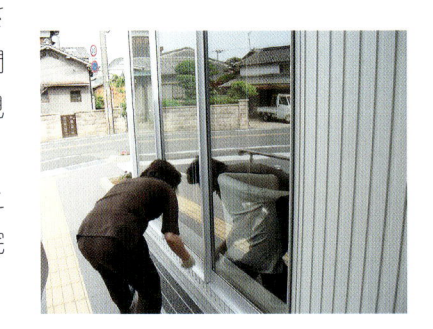

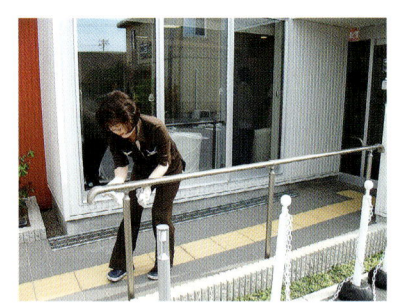

変革の中で混乱に立ち向かう院長の姿

院長とともに変革に取り組んでいると，感動する時期が3回来ます．

①理念を固められて，スタッフのみなさんに「一緒にがんばりましょう．お願いします」と頭を下げられたとき
人はまず，その人を理解することから始まります．ですから理念公開のときには，院長は生まれたときからの人生を語ります．色々な人に接し，感謝して今があるという話を聞くと，「この方と一緒に仕事ができてよかった」と思います．

②抵抗勢力の中にいても冷静な対応をされているとき
変革をするという事は，今までやってきた事をカイゼンするわけですから，過去の否定でもあります．今までの事を大切に思われていた方ならば，「それなら辞めます」と言われる場合も出てきます．「一緒にやるか，やらないかは，理念と一致しているかどうかだけです」ときっぱりおっしゃる院長を見て，ブレない態度に感動します．

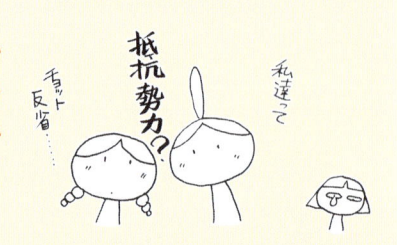

③みなさんにいつも感謝の言葉を述べられるようになったとき
「先生，何かお悩みありますか」と聞いたとき，「何もありません．日々スタッフが努力しています．小原さん，この度来られたとき，みんなをしっかりと褒めてあげてください」と言われることがあります．
そんな先生は，いつも「ありがとう」とおっしゃっています．
素晴らしいリーダーの姿に，一緒にやってきて本当によかったと嬉しく思います．　　（小原）

情報は組織を動かす

情報共有編

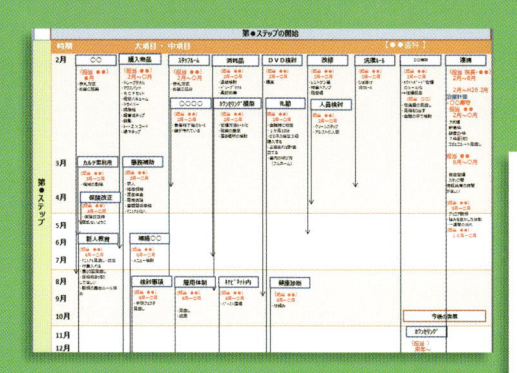

情報共有の段取り

混乱のない体制にするために
組織には理念がある．

理念の通りに動かすために，
ビジョンがあり，戦略がある．

この骨格がないと組織の行く道は
定まらない．

しっかりと語れる場所と時間を確保して，
日々のホウレンソウ（報告・連絡・相談）を行って
情報を少しずつでも
視える化する．

こんな日々の繰り返しが
組織を必ず強くする．

全体に情報をスピーディーに流す

「言った」「言わない」と
言わせない仕組みを作る

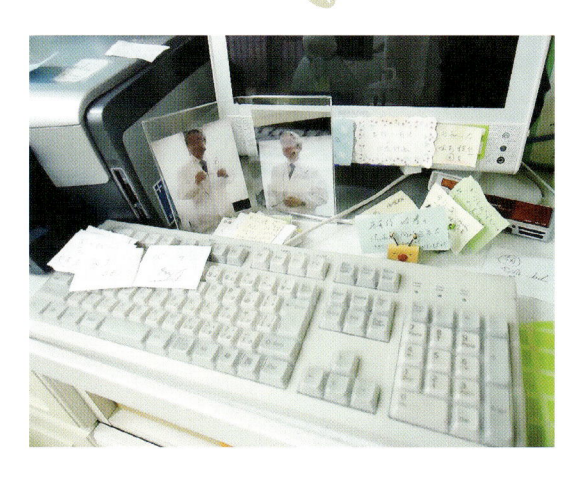

CAUTION!!

要注意!!
組織での付箋活用は情報の混乱を起こす

何かあると付箋に書いて，いたる所に貼っている歯科医院があります．
この付箋は，組織に混乱を招く悪しき習慣です．

朝礼って必要ですか？
朝礼は1日を明確にする時間

朝礼で声を出し，確認し合う —— ハッピー歯科医院

朝，「いつの間にか診察になっています」という歯科医院があります．注意しないといけない，補助についてほしい患者さんなどの情報共有が，朝一番で必要です．打ち合わせをしなければ，その日の診察はスムーズに進みません．さあ，始めましょう．

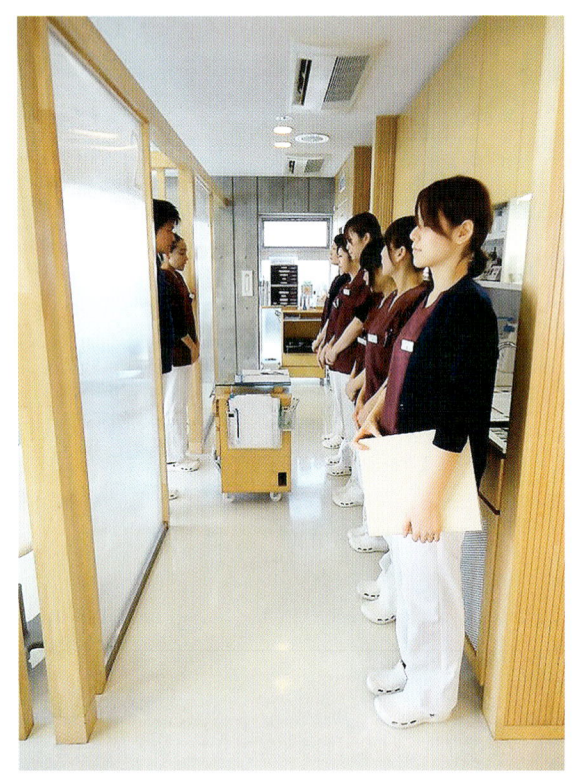

さて，朝はきちんと並べていますか．先生の隣は司会者（チーフクラス）．お互いの顔を見て，体調を確認し合います．

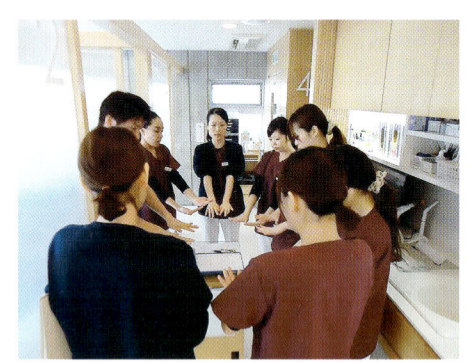

躾は身なりから．頭の上から足の先まで，全員でチェックします．「髪はいいですか？　白衣は大丈夫ですか？　爪はいいですか？　名札はついていますか？　シューズは白いですか？」と，チーフが声をかけています．

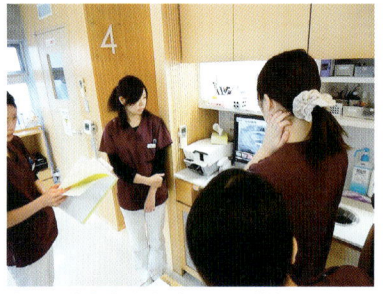

昨日，来られた新患さんの状況を説明します．毎日の繰り返しで理解を深めます．

サスガです
ハッピー歯科さん

ちょっと一言！　朝礼でこれは必要ありません

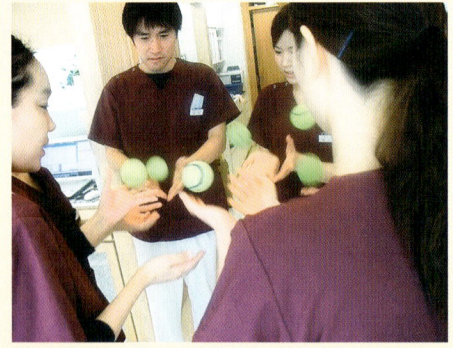

以前の朝礼で行っていたボール運び．これをやるヒマがあるならば，患者さんの事を語り合う時間にしましょう．

見習いたい習慣

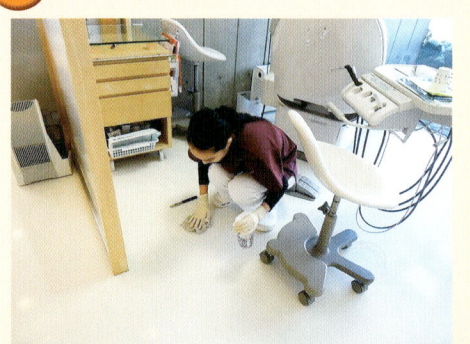

朝礼前の掃除は床を磨くことから．徹底的に全員で行っている．清掃は組織を動かすうえでの基本．診察室は朝礼前に，清々しい空気に変えましょう．

朝やらないで，いつやりますか？
情報の確認!!

🟢 チーフが行う朝礼の司会（例）

　チーフの仕事として，朝礼の司会があります．

　ここに，役割が明確な自覚をもったチーフが，どのような朝礼の司会を行うことができるのかをまとめてみました．

《朝礼の司会について》

　朝礼の司会は，院長から任された「チームをまとめるうえで重要な業務」です．

1. 朝礼の目的
　①朝から，歯科医院としての礼節を守る
　②チームの気持ちを一つにして，モチベーションを上げる
　③伝達事項を周知する
　④小さな問題を解決する

2. 朝礼の流れ
　司会者は，誰が見てもお手本にならなければなりません．
　みなさんの前に立つ前に，「化粧・白衣の着方（エプロンのひも）・髪がきちんと束ねてあるか」を，鏡に映して確認した後，全体の前に出るようにお願いします．

3. 司会の言葉
　・みなさん，整列をお願いします．
　・お互いの身だしなみをチェックしてください．（髪・白衣・エプロン・爪・シューズ）
　・姿勢を正してください．
　・みなさん，おはようございます．（言った後に全員礼…できなかったら，もう一度お願いします）
　・○月○日の朝礼を始めます
　・昨日の報告を受付からお願いします．（患者数・キャンセル数・無断キャンセル数等）
　・ありがとうございました．
　・先生，ご挨拶をお願いいたします．…話
　・ありがとうございました．
　・診療室のスタッフから伝達事項がありますか．
　・それでは，朝の挨拶復唱を致します．「**おはようございます．承知いたしました．少々お待ち下さい．お待たせいたしました．ありがとうございます．**」以上です．
　・それでは，今日も笑顔でがんばって参りましょう．（笑顔…視線）
　・よろしくお願いします．（言った後に全員礼…できなかったら，もう一度お願いします）

　これだけで，朝から組織は引き締まります！

🟢 カラースケール

　髪の色が明るすぎると問題になることがあります．初めからきちんと決めていれば問題にはなりません．守るだけです．

　髪の色調を確認するスケールにより，誰が見てもわかるようにする．8より明るくしてはいけない．

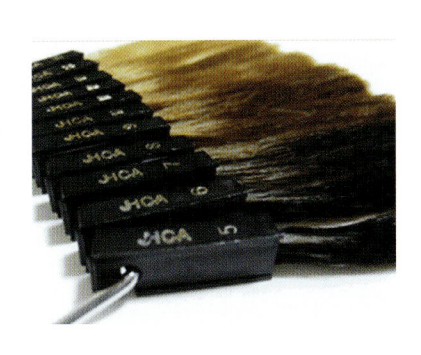

取り組んでいる仕事が，いつの間にか消えてしまう？
就業時間の10％が情報共有の時間

「指示が伝わっていない！」「コミュニケーションがとれていない！」そんなときは会議で解決！

一般企業では，就業時間の10％が情報共有に必要だといわれています．
40時間／週だと1カ月16時間になりますが，歯科医院では話し合いにそんな時間はなかなか取れません．
しかし意識して確保してみると，その半分ぐらいはとれそうです．ここはしっかり時間を取って話し合いましょう．

歯科医院で取れる情報共有の時間

朝 礼	10分×21日	＝210分
会 議		＝120分
勉強会		＝120分
昼 礼	5分×21日	＝105分
合 計	＝555分	＝ 9時間15分

それでは会議に段取りが必要になりますネ

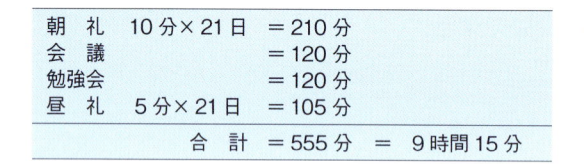

これで一般企業の半分は取れるわネ！

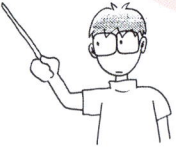

会議をするために必要なこと

1. 場所の確保
2. 時間の確保
3. 進行役と会議録係の配置
4. 話し合う内容の検討（カイゼン提案・プロジェクトの進捗状況・歯科医院の状況確認など）

話し合う場づくりってとっても重要です．机とイスを用意し，落ち着いて会議できる環境を整えましょう．
また，話し合った内容は必ず文書にして残しておきましょう．

医療法に則った安全管理の確認

医療法の第5次改正では，①医療安全管理　②院内感染対策　③医薬品安全管理　④医療機器安全管理について会議で話し合い，5年間その書類を保管すること！と決められています．ヒヤリハットを拾い，そのカイゼンを行うことも義務付けられています．月に1回，必ず会議の席で話し合いましょう．

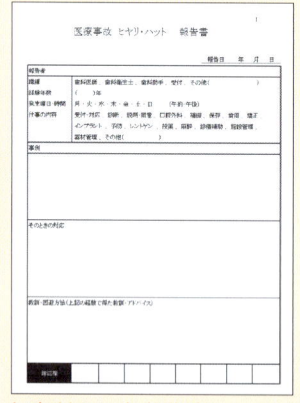

ヒヤリハット報告書　ヒヤリハットからいろんな医院の問題が見えてきます．みんなで共有すればするほどカイゼン体質の組織に生まれ変わります．

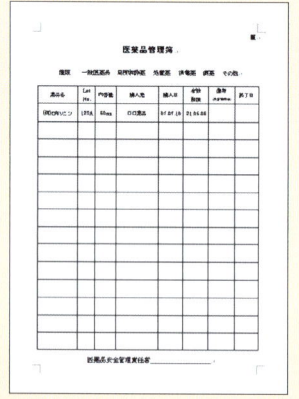

医薬品管理簿　院内で扱う薬品は商品名，使用期限等を記載し一覧で管理しよう！また使用説明書も必ずファイリングして，法令遵守です！

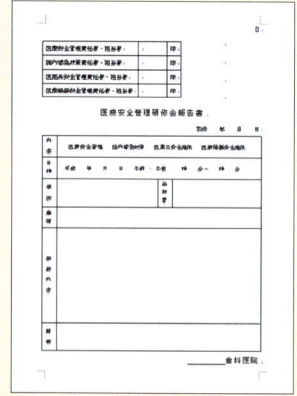

医療安全管理研修報告書　研修会に参加したら必ず，報告書を提出しましょう．5年間の保存義務がありますよ．

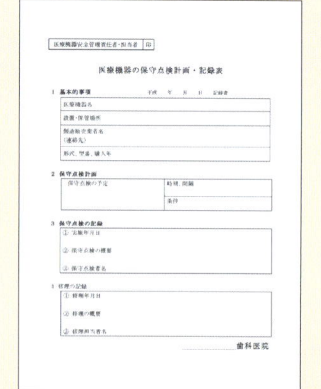

医療機器保守点検計画記録表　院内で使用している医療機器は，計画を立てて点検し，医療の安全を心から提供できる環境を整えましょう．

院内会議で情報を共有しよう！
プロジェクトの進捗・医院の数字の確認

プロジェクトの進捗確認

医院でやるべき事が計画としてキッチリ決まっていれば，その進捗状況を確認しましょう！

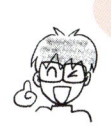

プロジェクトは，まずはブレーン・ストーミング（『歯科医院の活性化』P110～122「問題の抽出と目標設定」参照）を行い，医院の問題の解決をプロジェクトとして立ち上げます．

そのプロジェクトの進捗状況を会議の席で確認する事で，どの仕事がどこまで進んでいるかがわかります．さらに，報連相（報告・連絡・相談）を徹底すれば「そういえば，あの仕事ど～なっているの？」なんてことはなくなります．

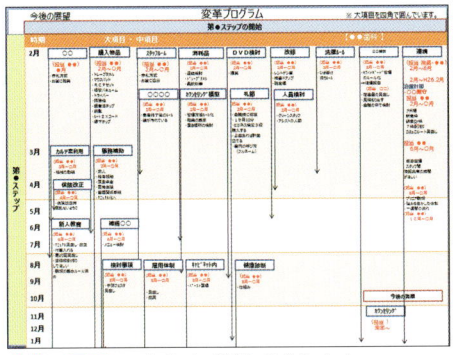

> やるべきことは年間計画として視える化してネ

今後の展望 1年先まで視える化します．

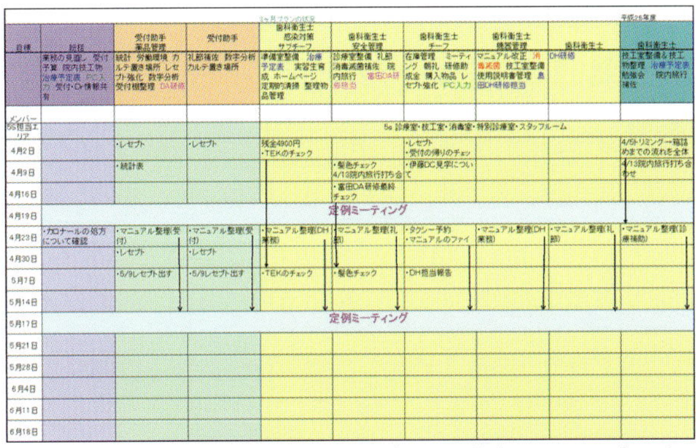

3カ月プラン 年間計画から3カ月ごとに，進行しているプロジェクトを落とし込み，週ごとにやるべきことを視える化します．

医院の数字の確認

数字を注意深く追っていくと，さまざまな院内の状況が浮かびあがります．

まずは，次の内容を会議の中で情報共有していきましょう．

ここに，みんなの意識が変わる重要なポイントが隠されています．

数字の情報共有をする事で，片付け時間・キャンセル，治療内容や処置時間，変動費等の話が普通にできるようになります．これができると，客観的な大人の会話ができるようになります．

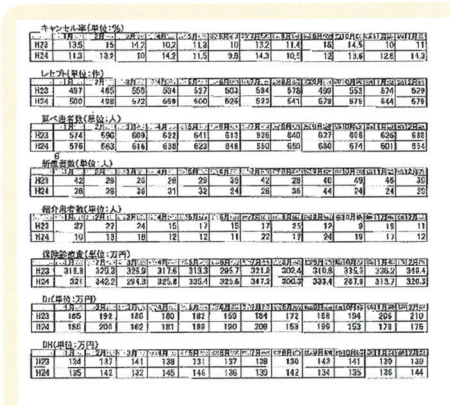

①キャンセル率　②レセプト　③延べ患者数　④新患者数　⑤紹介患者数　⑥保険診療費　⑦Dr（保険）　⑧DH（保険）　⑨自由診療費　⑩雑収入　⑪総収入　⑫音波歯ブラシ　⑬リコール率　⑭片付け時間　⑮帰る時間

月別に記録し，前の年の同じ月と比較してみよう！「この時期は患者さんが少ないので…」という言い訳がきかなくなる．

> さすがだネ
> じゃあ，数字の考え方について紹介していきましょう

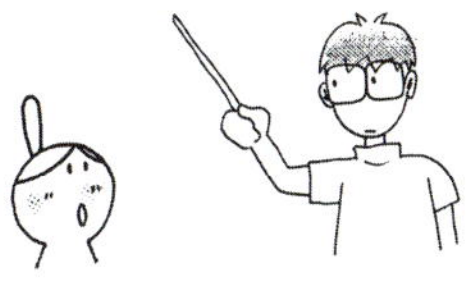

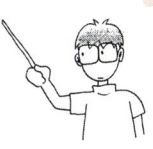

❽情報共有編：全体に情報をスピーディーに流す

キャンセル率を低くおさえるにはどうしたらいいの？
出てきた現象は変革の成果と考える

　ある歯科医院での変化．キャンセル率を低くしようとして，前日すべての患者さんに電話をしている歯科医院がありました．

　一人つきっきりで，5時からずっと電話をかける．いらっしゃらない方もあるのですが，ひたすら電話．忙しい時間帯での大きな仕事でした．

　「その電話，やめましょう．その代わり，お一人ずつの患者さんに，治療の重要性をしっかりとお話して，キャンセルは前日までにご連絡いただくようにお願いしましょう」

　受付は毎日患者さんとしっかり向き合う事を始めました．お電話しなくても，患者さんはちゃんと来て下さることがわかりました．

　要は毎日しっかり診療して，ちゃんと説明する．この繰り返しが大切なのです．

キャンセル1人あたりの1回の損失は6,700円

日本の保険制度での1人1回あたりの保険点数は平均670点です．

たかが6,700円，されど月間21日の診療で140,700円．

12カ月で1,688,400円になります．

1人のキャンセルをくいとめることができれば，それだけで年間約170万円もアップするという事です．

だから受付の采配はおそろしい．気持ちひとつで何百万円も違ってきます．

《ある歯科医院のキャンセル率と総収入の推移》

		1月	2月	3月	4月	5月	6月	7月	8月	9月	10月	11月	12月
H22	キャンセル率							11%	11%	10%	11%	11%	12%
	総収入							580.5	549.6	538.8	582.3	505.4	509.6
H23	キャンセル率	11.50%	10.30%	10.40%	11.70%	11.30%	9.13%	8.14%	9.76%	9.13%	8.63%	7.57%	9.57%
	総収入	466.5	515.9	635.0	582.5	515.1	660.6	504.7	442.0	478.4	601.9	565.7	580.3
H24	キャンセル率	9.05%	10.35%	9.18%	9.85%	8.50%	7.09%	7.90%	10%	9.10%	7.80%	8.20%	
	総収入	552.9	551.9	585.2	572.2	611.5	656.7	695.8	650.0	604.0	674.0	657.0	

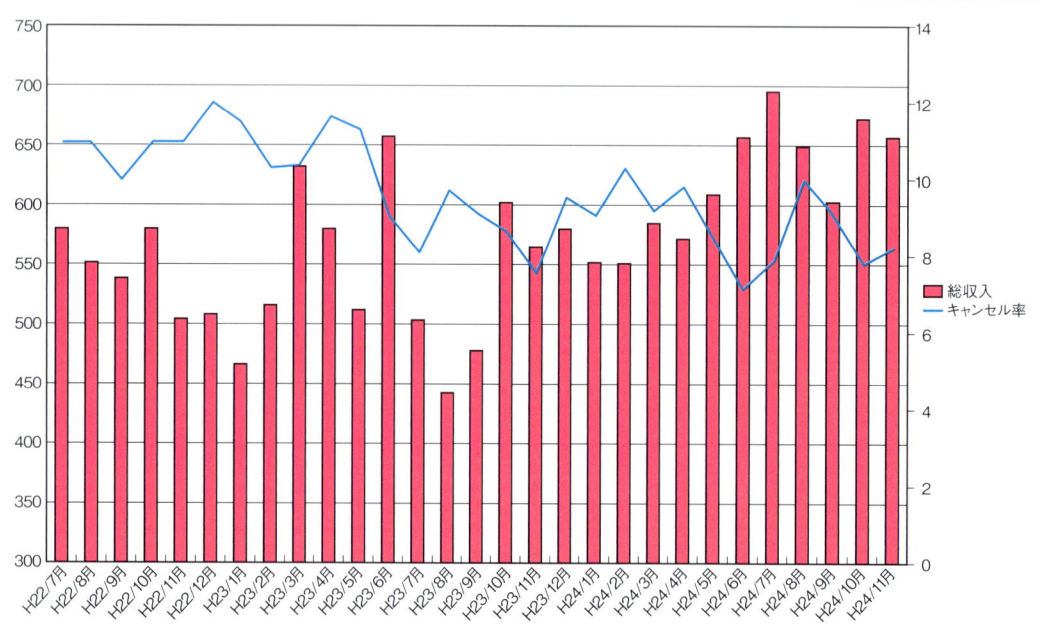

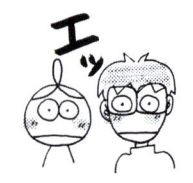

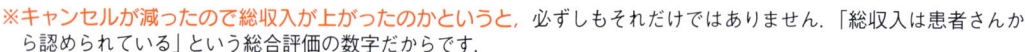

※キャンセルが減ったので総収入が上がったのかというと，必ずしもそれだけではありません．「総収入は患者さんから認められている」という総合評価の数字だからです．

毎日クタクタです．どうしたらいいの？
終わってから10分で帰れる体制を作ろう！

ワークライフバランスを考える ─ 早く帰らなければ人生は豊かにならない

　変革をしていない歯科医院は時間の管理が下手です．

　急患が入ったり難しい処置が入ると，少しずつ予約時間がずれてしまいます．忙しい体制を元に戻すことができずに，終了時間が遅くなります．スタッフの方々はそれから片付けに入り，消毒・滅菌の作業が加わりますので，結局帰れるのはそれから30～40分後です．

　変革が始まると，診療しながら片付けることが基本となりますので，診療終了後10分で帰る体制が可能となります．

　毎日ヘトヘトな状態で医療はできません．休める時には十分休んで，しっかり働く．そのリズムが大切なのです．毎日のちょっとしたカイゼンを繰り返すことで，ある日突然楽になったと感じる時がきます．実際に早く帰れるようになっているのです．毎日片付け時間をストップウォッチで測るだけで意識はどんどんと変わってきます．

《片付けに要した月平均時間》備考…受付終了後からカウントする．

片付け時間（平均分）

	1月	2月	3月	4月	5月	6月	7月	8月	9月	10月	11月	12月
H22											24.8	10.0
H23	16.2	17.0	24.0	19.0	20.0	16.0	16.0	17.0	23.0	23.0	20.0	17.0
H24	17.0	17.0	17.0	12.0	11.0	11.0	8.0	8.0	7.0	8.0		

ここから毎日10分以内で帰れるようになった．
1回システムができると，崩れない体制となる．

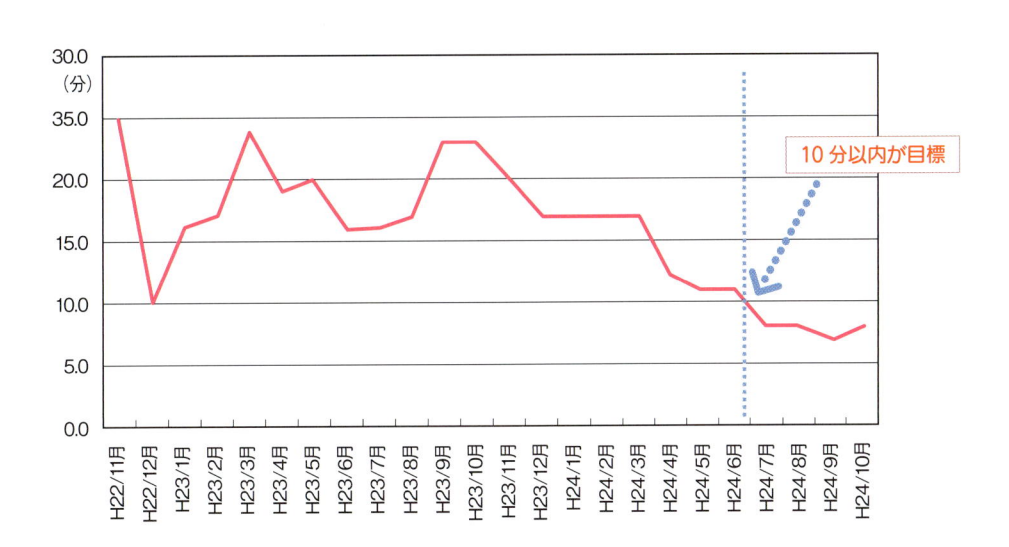

10分以内が目標

いつ，誰が，何を，どこに発注するのか，わかりません!!

在庫管理はカンバン方式で視える化する

在庫にカンバン（カード）をつけて管理してみましょう．
そうすることでスムーズにモノが動き出します．
新人だって発注ができるようになります．

品名	○○○○
在庫量	1
発注量	1
価格	1000円
購入先	××社
置場所	A棚2-1

カンバン（カード）例

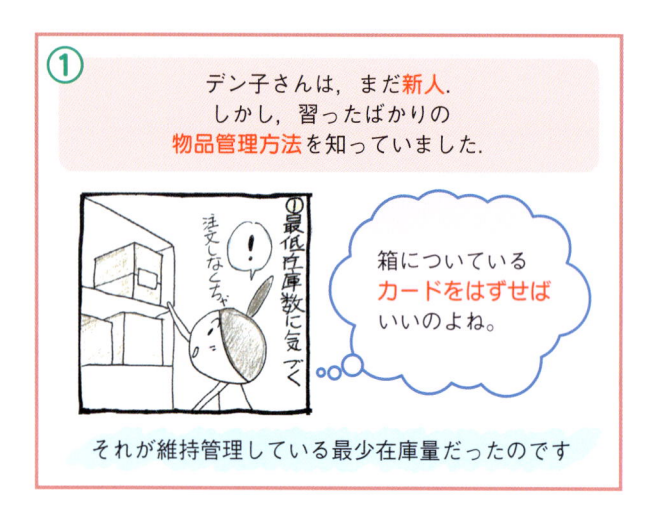

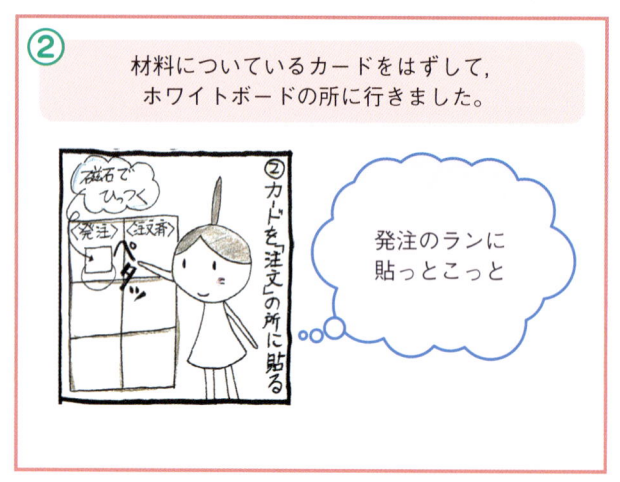

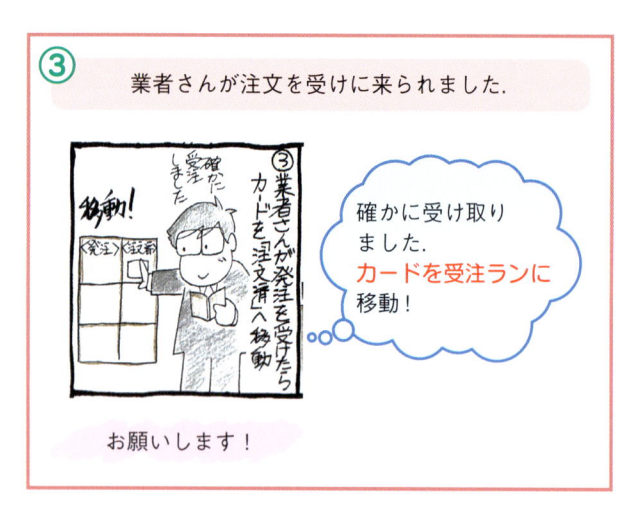

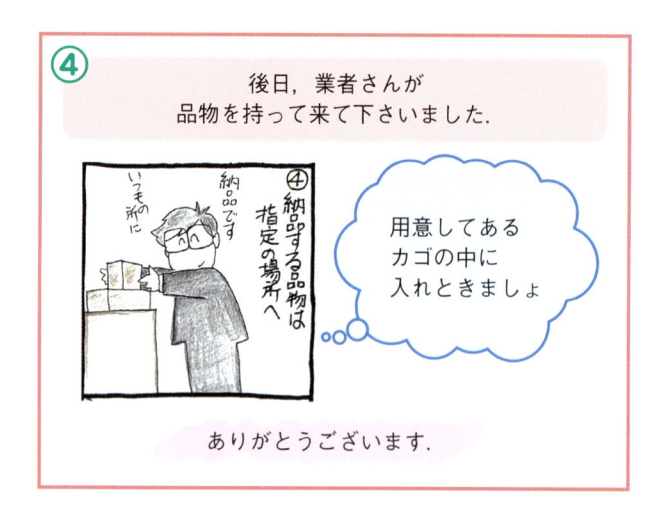

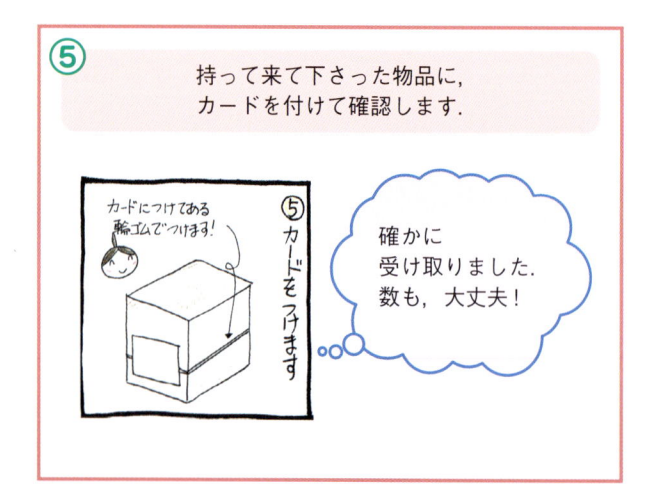

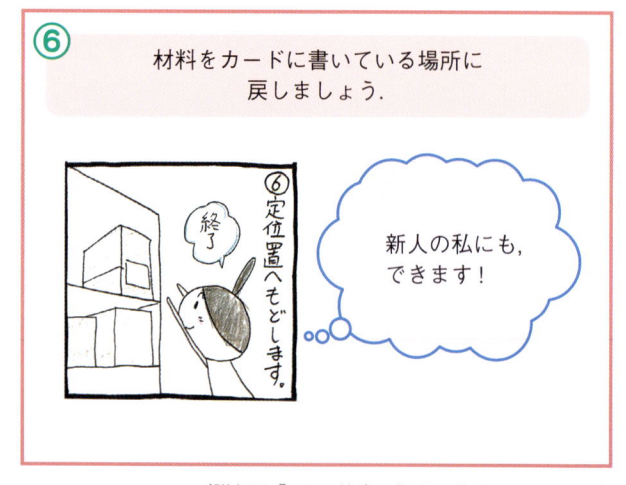

① デン子さんは，まだ新人．
しかし，習ったばかりの**物品管理方法**を知っていました．

「箱についている**カードをはずせば**いいのよね。」

それが維持管理している最少在庫量だったのです

② 材料についているカードをはずして，ホワイトボードの所に行きました。

「発注のランに貼っとこっと」

③ 業者さんが注文を受けに来られました．

「確かに受け取りました．**カードを受注ランに移動！**」

お願いします！

④ 後日，業者さんが品物を持って来て下さいました．

「用意してあるカゴの中に入れときましょ」

ありがとうございます．

⑤ 持って来て下さった物品に，カードを付けて確認します．

「確かに受け取りました．数も，大丈夫！」

⑥ 材料をカードに書いている場所に戻しましょう．

「新人の私にも，できます！」

（詳細は『5Sで仕事の視える化』P128～139）

在庫の管理がうまくできません
在庫も一瞬で取り出す管理をする

材料は最少量で管理する —— くりはし歯科豪徳寺診療所・佐伯歯科医院

　モノであふれてしまっている歯科医院があります．

　ほとんどの場合，買ったものが使われなくて，また使用していたものも使えなくなり，管理ができない状態になっています．

　そんな歯科医院は，清掃が難しくなるので不潔っぽくて，陰気です．

　在庫をたくさん持っている歯科医院は，次の点で問題をかかえます．

①置いているだけで場所代が発生しています．
②置いているだけでは，診療の役に立っていません．
③探すというムダな作業が発生します．
④余分な管理が必要となります．
⑤使用期限が切れてしまいます．

　不良な在庫を持っている組織は，モノに対する敏感な感覚がなくなってしまい致命的なダメージを生んでしまいます．要注意，要注意！！

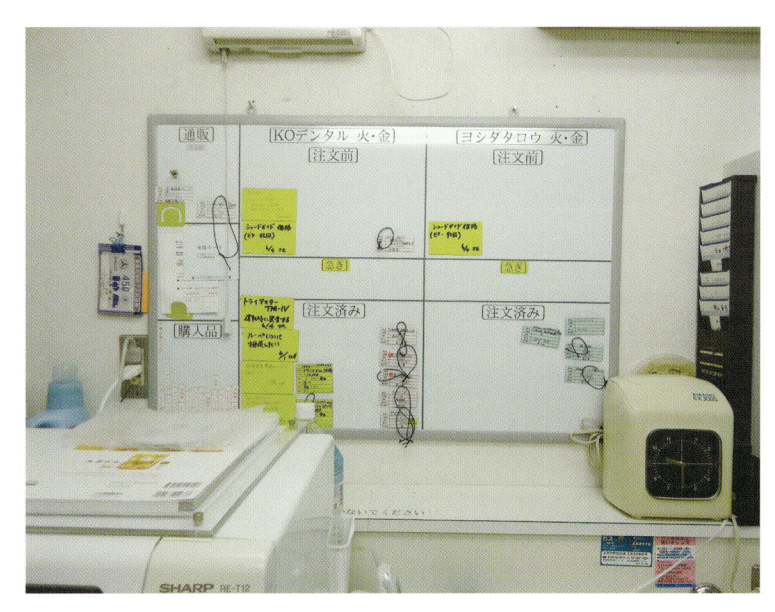

ホワイトボードを使った，
カンバン方式．
何を注文しているか一目でわかる．

黄色カードは，修理や，相談．特別な物品発注のときに使用する．

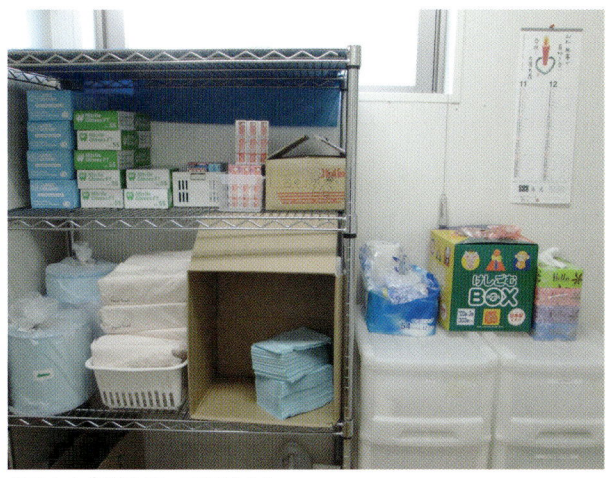

棚の中も余裕を持って収納する．

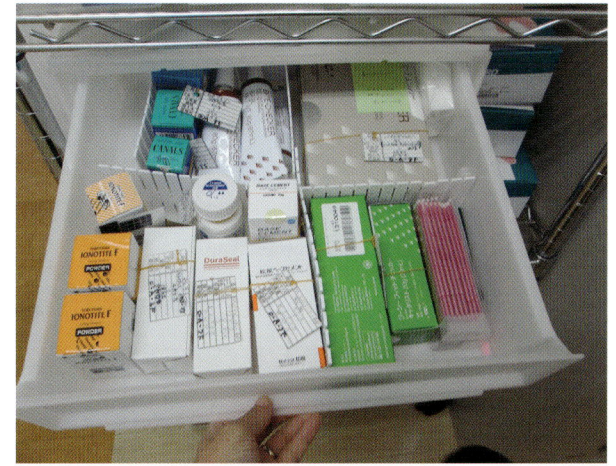

重ねて置かないように注意する

❽情報共有編：全体に情報をスピーディーに流す　73

「患者さんのために」と言い続ける組織の危険性

理念を再度確認する

「先生の歯科医院は，どんな理念をお持ちですか」私がよくする質問です．

「患者さんに最高の医療を提供する」「痛くない治療を心掛ける」「癒しの気持ちで対応する」

とても素晴らしい言葉を述べられます．しかし，実はこれは理念ではありません．

理念とは，3つのバランスで成り立っていると言われています．

「顧客・組織・地域」とのバランスです．

江戸時代の近江商人は，「売り手よし・買い手よし・世間よし」と言っていたそうです．この3者は，まさしく理念のバランスと一致しています．私達にとっては，「顧客」は患者さんです．「組織」は私達スタッフと組織を支えて下さってる方々です．そして「地域」は住民です．

理念は，どの方にとっても心に響く言葉でなくてはなりません．それは，リーダーである院長の生き方そのものが反映されている言葉です．誰が聞いても「先生，歯科医院の理念は素晴らしい」と言って頂ける，誰もが共感できる言葉が理念となります．

● 「佐伯歯科医院は人を愛し，地域に元気と活力を与える医院を目指します」

大きな震災を体験された先生の理念です．

「元気と活力は同じ意味ではないのですか？」と質問したときに，元気は体力，活力は精神力です．それをスタッフや地域の方々に与え続ける組織でありたいと述べられました．震災を乗り越えた地域で医療提供している先生ならではの覚悟の言葉です．

● 「私たちは，あなたに健康に生きていくための安心を提供します」

お父様を看取られて，最期まで「食べる」という尊さを感じられた先生の理念です．

地域の方々との連携の中で，看護と介護を体験されました．

● 「私たちは，家族愛を持って，世界に健康と笑顔の文化を創り続けます」

学生時代にお父様を亡くされて，ご家族を支えていくのが自分の使命と，いち早く開業された先生の理念です．

「先生，世界は大げさではないですか？」と，質問したときに，「小原さん，歯科医院に地球儀を2つ置いているのをお気づきですか．私は，世界を見ながら診療に取り組んでいます」と言われました．まさしく広く心配りをされ，歯科医院の取り巻く方々や地域の患者さんにご家族のように配慮された組織運営をされています．

● 「カツベ歯科クリニックは，私達に関わる全ての方々に，笑顔あふれる幸せで楽しい生活を提供します」

小さなときにお父様を亡くされています．人との関わりが大切である事を心に留め，強いリーダーシップを発揮しながら，チームワーク医療を実践されている先生の理念です．

「楽しいは，理念としては軽い言葉ではないでしょうか？」と質問したときに，「楽しい家族としての時間を共有する事は生きるためには重要です．そしてそのためには，健康が第一で，歯科医療はその時間を作る事ができます」と述べられました．

どの先生方にも，生きてきた歴史があります．その生き方を言葉にして，組織としてのあり方を示されるのが理念です．それは誰にも真似ができません．時代が変わろうとも，社会が変わろうとも，変化する事がないのが理念です．

さて，この度は，**今まであまり言われてこなかった事に触れます．**

日頃から，**「患者さんのため」**という言葉を使いすぎてはいないでしょうか．誰も反論できない正論です．その言葉を組織に言い続ければ，時として，働く時間が延長します．よい治療を提供するためには，私達自身が元気である事が必要です．家族を大切にして，できるだけ労働環境を整え，体力・精神力を蓄えて医療に取り組む体制を作らなければなりません．

患者さんのためと同じく，私達のため，地域のためと問うて下さい．おのずと，答えは導かれます．

組織を動かすには理念がいる

組織としての姿勢編

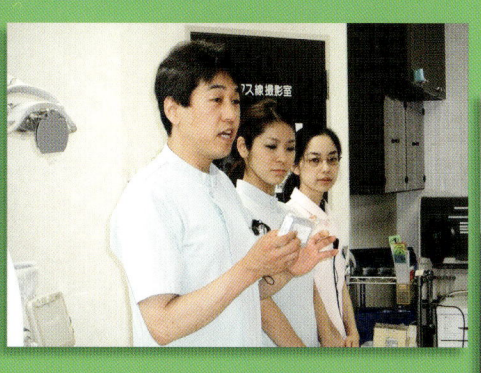

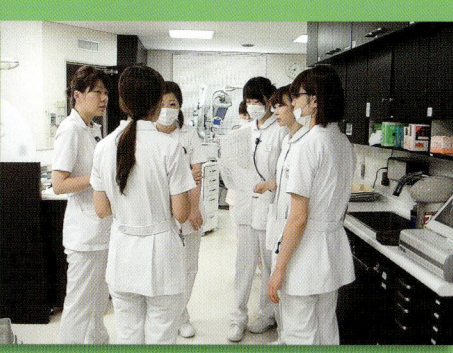

組織としての姿勢の段取り

人生を患者とともに考える．

職種や年齢経験が，
たとえ大きく違っていても
同じ職場の人間は
同じ理念を持っている．

共に生きる同志である．

いつもキリッとした朝礼
みなさんの朝礼時の姿勢．
リーダーとしての挨拶
朝礼後の歯科衛生士間の
打ち合わせ
朝の時間が神聖だった

互いに認めて感謝して，尊重し合える体制へ

もし役職についたならば，
人を支える役目についたのだと
覚悟しなさい

要注意!!
**すべてよしのときなど滅多にない
どんなときでも前を向いて取り組もう**

上記は，富山で開業されていた近川歯科・矯正歯科の近川洋院長先生のお写真です．2013年1月，悪性リンパ腫で3カ月の闘病生活の末，逝去されました．
すばらしいリーダーシップと真摯に医療に取り組まれた姿勢，また人を温かく見守る行動は，多くの方々に感謝の気持ちと感動を与えました．
敬意を込めて申し上げます．「先生ありがとうございました．いつまでも忘れません」

こんな院長の
もとで
働いてみたい！

魅力的な
リーダー
からの
発言……①

歯科医師であり院長，院長であり僧侶．
だから言葉に愛がある

すばらしい院長であり
お寺の僧侶でもある
はらみず歯科クリニック
院長 **原水祐文**

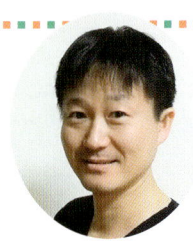

　歯科大学を卒業し，大学病院で研修医を終えて間もなく，伯父の体調不良により，伯父の診療所を手伝いに行くようになりました．もちろん，研修医を終えただけなので，診療は何もできません．ところが，1週間も経たないうちに，伯父は入院してしまい，翌日より1人で患者を診なくてはならない状況におかれました．それから，伯父が亡くなる3カ月という短い期間でしたが，人生で一番大変で気持ちが潰れそうな時期でしたが，伯父をはじめ，本当に多くの人に助けてもらいました．

　その後，勤務医を経て，伯父の診療所を貸していただき新規開業しました．その後，多くの患者さんとのご縁の中で，新築移転となりました．今年，開業して10年目を迎えることに，本当に感謝しています．

院内コミュニケーションで大切にしている事

①感謝の気持ちを素直に言葉で伝える
②ありがとうのシャワー
③心を込めて真剣に挨拶するとお互いのつながりが生まれる

院長としての心構え

　私は浄土真宗の寺の後継ぎとして生まれました．その宗祖である親鸞聖人の，「他力本願」の教えを大切にしています．

　願いや志を達成したとき，あるいは達成しようとするとき，私達はその力すべて自分の努力によるものと考えがちです．しかし，何かを成し遂げるとき，他者の力すなわち他力に支えられているのです．

　つまり，他力こそが私達を生かし，支え，それぞれの願いをかなえてくれるものなのです．歯科医院を経営していくには，治療技術を高めることはもちろんの事，5Sの徹底，スタッフ同士の信頼関係の確立がなくてはなりません．これらのことを，実践していくためには，「他力本願」の教えは大切だと思います．

　個人ではできない事，欠点であっても，チーム全体で共に支え合い，助け合うことで，医院の強みになるように考えていくことこそが，院長の役目と考えています．

　また，スタッフ全員が器具の一つ一つを大切にしていただかないといけません．小さな器具一つでも，多くの人が携わって作られたもので，昔の人の努力の結晶であることを忘れてはならないと思います．周りのものすべて，植物も，人も同様です．

　歯科治療をするという事は，先人の努力，知識，技術を受け継ぎ，地域貢献をし，また，後世に残していくことが歯科医師の勤めであると思っています．

　変革にあたり，最も大切なのは，人と人との信頼関係，感謝の気持ちを言葉として伝える，人が生きていくうえで当たり前のことを当たり前の環境にしていくことが重要であると思います．

スタッフ全員，院長を尊敬し，医院を愛している

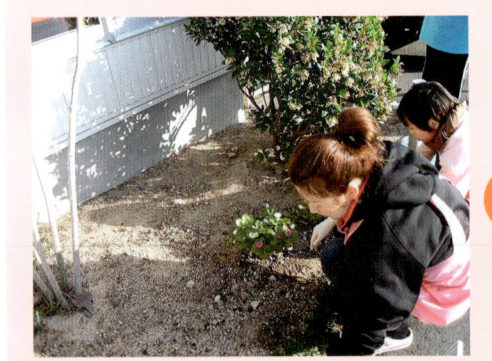

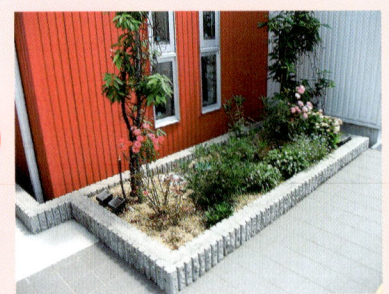

外まで管理　→　いつもきれいで植物は生き生きしている．　毎日心を込めて清掃！

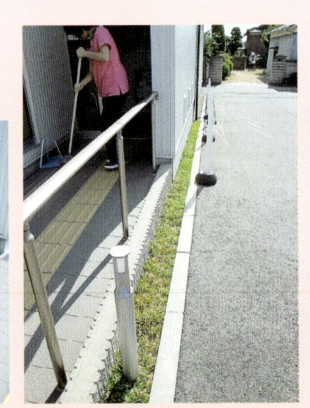

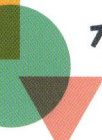

なぜそこまで医院をきれいに保てるの？
スタッフはこう考えている

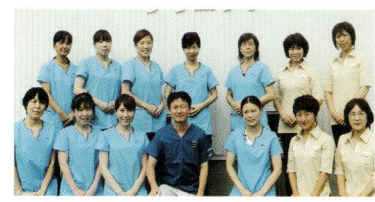

はらみず歯科クリニック
チーフ 射延美有紀
受付チーフ 中谷陽子
DHサブチーフ 亀田実木子
DHサブチーフ 清原可奈

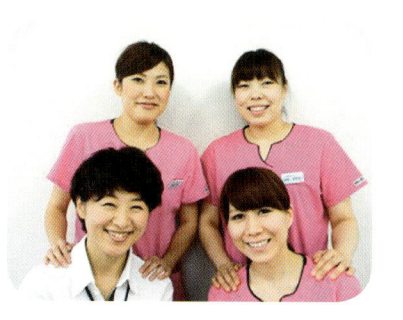

なぜスタッフ全員が歯科医院を大切にし，一致団結できているのですか？

一番の理由は院長のことが大好きで尊敬しているからです．

院長は，患者様一人一人をとても大切にしています．来院されたすべての患者様に必ず挨拶をしています．それを常にスタッフは見ているので自然と同じ行動をとっています．

患者様だけでなくスタッフのこともとても大切に思ってくれています．

院長はどんな小さなことに対しても「ありがとう」と言ってくれます．そしてスタッフをほめてくれます．間違ったことやミスがあったときは必ずその日のうちに指導し，次につながるように話してくれます．

私達は院長のためにその温かい心に応えたい．ただそれだけです．

なぜスタッフ同士がお互いに尊重できているのですか？

当院のスタッフそれぞれがお互いに感謝の気持ちを持って行動しています．決して「責める」ことはありません．何かあったときにはヒヤリハットにあげ，みんなで情報を共有し，今後に生かしていけるよう検討しています．誰かのせいではなく，はらみず歯科クリニックの一員として真剣に考えることで，より絆が深まります．

そして，それぞれの得意分野を活かし助け合うことで，日々の発展につなげています．

スタッフ全員が医院を愛し，和やかな空間で生き生きと仕事をしています．

それは院長の人柄や考え方や，姿勢が，こうした温かい雰囲気を作っているのだと思います．

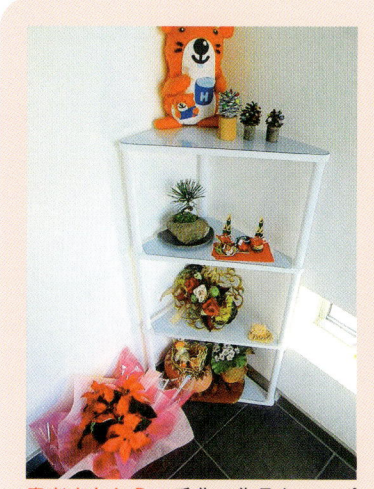

患者さんからの手作り作品もいっぱい．

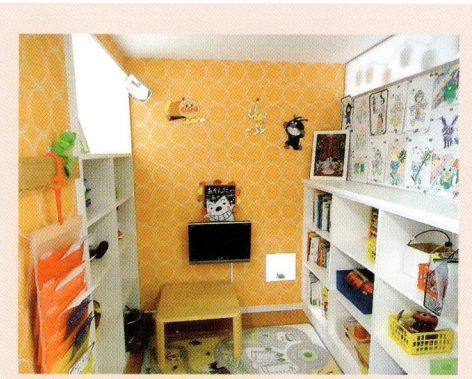

キッズコーナーもいつも清潔．

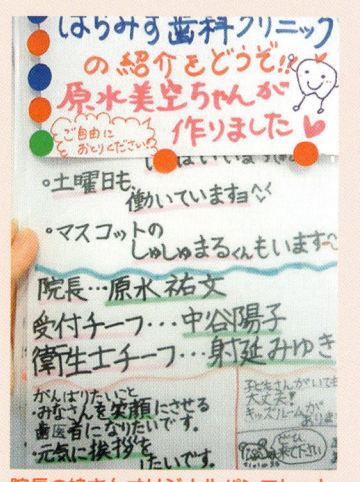

院長の娘さんオリジナルパンフレット
子供さんならではの視点での医院紹介．心が癒されます．

診察室にはスタッフの心が現れる．院長に大切にして頂いていると感じるからこそ，スタッフはがんばれる．はらみず歯科クリニックは，空気が温かく，清々しい．

❾組織としての姿勢編：互いに認めて感謝して，尊重し合える体制へ

こんな院長の
もとで
働いてみたい！

魅力的な
リーダー
からの
発言………② **仲間としての意識で接する．だから「この人のために」とスタッフは思う**

医療法人幸恵会　カツベ歯科クリニック
院長 **勝部義明**

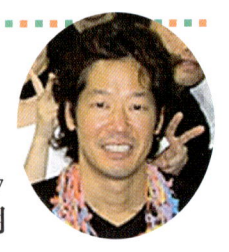

上手くいっていると思っていても，必ず長い年月の中で，難しい時期がくる

　開業当初は，「とにかく患者さんに来てほしい．どんな形でもいいから来てほしい．患者さんさえ来てくれればいい」それだけでした．心の余裕がない状態で，スタッフとの関係もぎくしゃくしていました．注意したら孤立してしまうんじゃないか．嫌われるんじゃないか．辞められたら怖い．見て見ぬふり．スタッフの表情を伺う毎日でした．あえて余計なことは言いたくなかったので，本音で語り合うことなんてありませんでした．

　表面上を上手く取り繕いながら，そんな状態でも患者さんは増え始め，経営状態もそれなりによくなりました．さらに1フロアー拡大もし，チェアーを増設し，新しい機械も導入して，いつも頭の中は経営のことばかり．スタッフみんなで「勉強やトレーニング」を行い治療技術の向上なんてありえませんでした．

　本来の歯科医療を見失っていました．ようやく目が覚めてその重要性に気づき，それを当たり前と思い努力できる人達と仕事がしたい．とスタッフに伝えました．案の定スタッフからは不満の声．スタッフとの関係はどんどん悪化して，長年一緒に働いてきたスタッフは辞めていきました．

　さらにそんな最悪な状況の中，残ったスタッフに対して「ついて来れない人は辞めてもらってもいい!!」と強気な発言．続いて他のスタッフも辞めていきました．一気にスタッフが減少し，当然経営状態も悪化しました．スタッフが辞めたのは自分の責任．自分が変わらなければこの状況は変わらないと，これを機に私は生まれ変わりました．

　自分の思いをしっかりとスタッフに伝え，それを受け止めてくれる熱い仲間とともに今は最良の歯科医療を提供しています．

理念を創り変革の中でカイゼンをどのように考えるか？

　どんな組織になるのか，スタッフがどれだけ成長してくれるのか，ワクワクしています．スタッフには，自分の強みを見つけ没頭できる仕事を見つけ自分の武器にして，院内にとどまらずこの歯科界しいては社会で活躍してほしいと願います．

なぜ院長は，朝早く来て床を磨き始めたのか？

　掃除は誰にでもでき，徹底できることです．すべての基本です．掃除がしっかりできれば，仕事もきっちりできるようになります．

　質の高い治療とサービスを提供するために，まず患者さんをお迎えする場をきれいにすることから始めます．また，掃除からは「気づき」が生まれます．患者さんが何を望んでいるのかわかるようになり，スタッフがどういう動きをしているのか見えてくるので，的確な指示が出せるようになりました．

　仕事の効率が上がります．私自ら掃除をするのは，自分自身の気づきを増やし，スタッフにも掃除をしてほしいからです．掃除をしない私が，スタッフに「掃除をしろ!!」とえらそうに言って，誰が掃除をするでしょうか．自分がやればスタッフもついてきてくれます．掃除を通して，人の嫌がることを率先してやれる人間になってほしいのです．そういう人はどこに行っても愛されます．

　だから掃除を一生懸命やることはすごく大切です．

全員体制には，何が必要と考えるのか？

　医院の方針や考えをスタッフと共有し，お互いを信頼し，相手のために何ができるのかを常に考え，感謝し合うことです．自分だけでなく，スタッフ，患者さん，業者さんを含むみんなが幸せであることが大切と考えています．

　「私達に関わる全ての方々に，笑顔あふれる幸せで楽しい生活を提供します」これが当院の理念です．私一人の力では医院は成り立ちません．スタッフを信頼して仕事を任せ，全員体制で診療に取り組んでいます．今年は開業10周年を迎えました．この場であらためて感謝の言葉を贈りたいと思います．ありがとう．

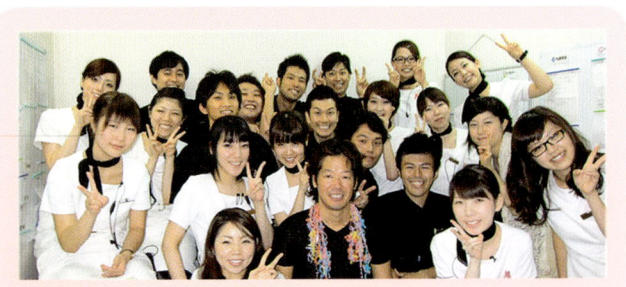

体育会系のノリで，一致団結!!

こんな院長のもとで働いてみたい！
魅力的なリーダーからの発言………③

大型歯科医院に求められるものは
―チームとしての家族愛―

医療法人社団　やまだ歯科
院長 山田隆之

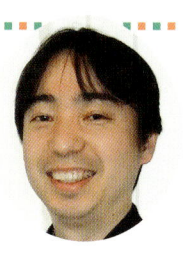

やまだ歯科の苦悩

　以前の私達は1日100人以上の来院，急患をすべて受け入れていたので，予約の時間を守れない，高いキャンセル率の歯科医院でした．教育制度もありません．"新人は見て覚えろ"の精神でした．

　スタッフ数が増えてくると忙しい役割の中で，挨拶以外は話をかわさない人も出てきます．職場がギスギスしスタッフとの一体感がなく，院長が相談できるスタッフもいませんでした．スタッフにやる気，ハングリー精神がないので，受け身ですぐに辞めていくと思っていました．

　院長としての私の仕事は，診療，スキルアップ（セミナーや研修），人事（求人，採用，手続き），経理（給与，支払い，税金，昇給，ボーナス），労務（厚生年金，雇用保険，諸手続き），経営（医業収入，業者への支払い，借金返済），スタッフのマネジメント，社会的責任（検診，歯科医師会など），設備投資，将来の構想などなど，診療以外の業務は多岐にわたり，朝から晩まで診療に追われ，頑張っても孤独感があり，忙しいのに効率悪く，医業収入も伸びない悩みもありました．

片腕の存在執行部（幹部会）を作る

　変革，段取りでのキーポイントは，医院理念の共有，チーフの存在，5Sです．理念，院長の考え，想いを伝え続け，みんなが目指す方向を示します．しかし，スタッフの人数が増えてくると，全員に想いの共有が難しくなってきます．そこで，大きな役割を果たしているのが，チーフの存在です．チーフが院長の想いを理解し，それを汲んだうえで，院長の目の届かないスタッフと接してくれています．

　院長の想いを理解してくれるだけでなく，逆にスタッフの想い，悩みを親身に聴いてくれて，スタッフのよき理解者でもあり，院内コミュニケーションで重要な役割をしています．

　組織としては，幹部会の存在が重要です．当院では，チーフ，副チーフ，副院長で構成されています．これらの役職のメンバーは，スタッフからの提案や問題点を吸い上げ，院長からの要望に対する話し合いを行い，院内での仕組み作りやコミュニケーションにおいて，大きな役割を果たしています．

家族愛，院長としての想い

　医院は，最終的には，世界の人々が平和で笑顔で幸せに暮らすことができるために存在していると考えています．直接，医院に関わる人々は，患者様，従業員，出入りの業者さんなど少数ですが，まずはその人々の幸せ，喜びに貢献することからがスタートです．当院の理念は「家族愛を持ち」です．自分の周りの人々は，みんな，家族と想うことで，自然とその輪が広がります．

　組織は，経営学などの理論で構築する部分と人間としての想いが融合することで，よいチームになると思っています．

組織として必要なこと

　スタッフの個人の能力やモチベーションに固執せずに，自分も含めて，理念を基にスタッフが働きやすい環境，仕組みを考えるのが組織としての役割です．

　個人は，訓練や練習で能力が上がります．歯科医院は，大型になると忙しい割に，効率が悪くなる傾向にあります．しかしその能力を生かすための仕組みが，組織全体の業績を上げることになります．

　スタッフと一体感を感じながら，きちんとした歯科医療を提供し，そのチームとしての体制を楽しみたいと思っています．

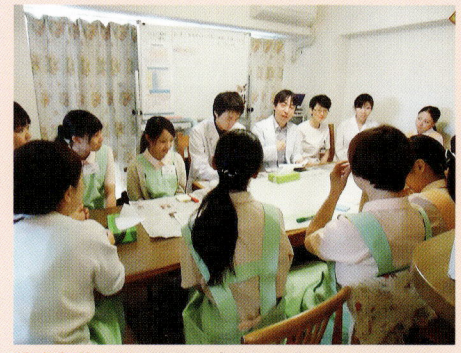

戦略会議の日，院長の感謝の言葉にみんなが泣いた

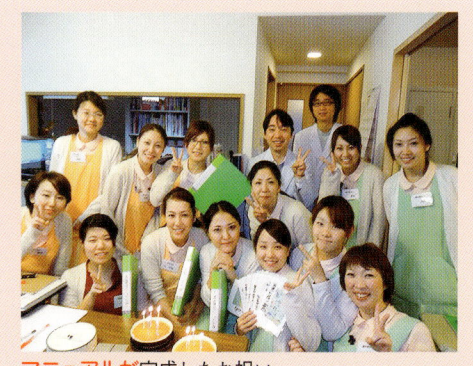

マニュアルが完成したお祝い

❾組織としての姿勢編：互いに認めて感謝して，尊重し合える体制へ

こんな院長のもとで働いてみたい！
魅力的なリーダーからの発言………4

「まずは自分がやらなければ」と思うことから始まった

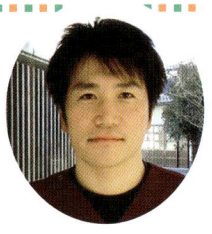

ハッピー歯科医院
院長 **福村安紀**

組織が大きくなるときトラブルは起きた

開院して2年くらいは毎日忙しく，診療や勉強会をこなすだけで精一杯でした．2年が過ぎた頃にスタッフを増やしたのですが，この頃から医院の方向性や就業規則に対する疑問や不満の声が聞かれるようになり，人間関係のトラブルも増えてきました．しかし，私は日中は診療に追われ，問題に対処できるのは診療終了後．問題を起こしたり不満を持っているスタッフを呼んで1～2時間話し合ったり，時に叱ったりして対応していました．逆に自信がなくて，何もできないこともありました．

その結果，スタッフ達は私の了解がないと動けない集団になり，何をするにも「先生こんなことありましたけど，どうしたらいいですか？」と聞きに来るようになりました．しかし，私から指示を出しても「はい」という返事はなく，無言で不服そうに持ち場に戻ったり，時には堂々と不満を言う者まででてきました．

私は「自分で考えて動ける組織を作りたい．主張をする前に社会人として当たり前のことができる医院になりたい」と強く思うようになりました．

理念は仕事に対する姿勢

開院し6年が経った頃，理念公開して医院の方向性を明確にスタッフに示してから，徐々に好転していきました．

当医院では大切にしている方向性の一つに，「理念達成のために，患者様に健康が続けられる安心を提供し，その為に清潔な環境を作る」というものがあります．このビジョンを実現するために，「スタッフに言ったからにはまず自分がやらなければ」と思い，以前から汚れていると感じていた玄関タイルを診療の合間に磨き続けました．時には診療が終わってから深夜までタイルや壁を磨いたこともあります．こうした私の姿勢が伝わったのかどうかわかりませんが，今ではスタッフたちも自ら進んでさまざまなことに前向きに取り組んでくれるようになりました．

余談ですが，最近ではどこの店に行っても，まずは床の清潔さをチェックしてしまうという癖がついてしまいました（笑）．

ちゃんと調査したわけではありませんが，飲食店でも小売店でも，床がきれいなお店は従業員の応対もよく，活気があって繁盛している所が多いように感じます．

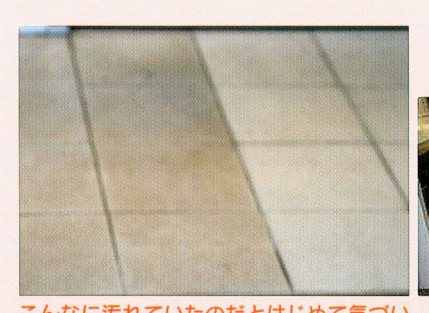

こんなに汚れていたのだとはじめて気づいた日
玄関のタイル．左半分が開業して6年間の汚れがたまった状態．右半分が磨いた直後．

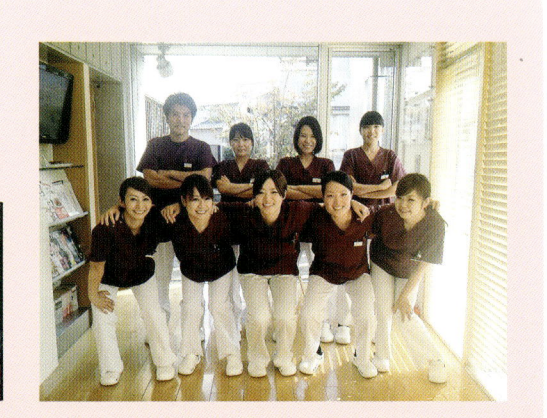

こんな院長のもとで働いてみたい！
魅力的なリーダーからの発言………5

女性勤務院長として，どう考えるか？

医療法人社団　健聖会
くりはし歯科豪徳寺診療所
院長 村田直美

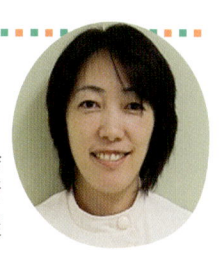

気づかなかった働く環境

　変革を始める前，不思議なことに，歯科医院が汚れて，混乱しているとは気づいていませんでした．
　今，変革前の写真を見ると，驚きます．
　「実は，ヒトとの関係が難しいと感じていたのは，その関係を維持する環境から崩れてしまっていたのだ…」と．
　混乱しているとき，人は他人に対して厳しくなります．
　「こうして欲しい」「どうしてしないのか」「私は忙しいです」など，余裕がないときの言葉です．限られた人数での診療です．協力体制なしに，仕事はできません．
　その中で，安心した環境を創るのが，院長としての仕事だと気づく事があり，歯科医院のプチ改装が入りました．

分院長としての混乱

　スタッフの数を増やす事は，決断のいる事です．私は分院長ですから，人件費を触る事はなおさら努力がいる事になります．
　過去の分院長経験から，新規開業でしたら院長としてのやる気や努力で軌道に乗せられる事は知っていました．
　ここには，歴史ある歯科医院の分院長として入りました．それまでの診療方針があり，患者さんも今までの方法に慣れています．スタッフとも混乱が生じ，何事にもうまくいかないという状況に陥りました．

理念と共に組織は成長する

　そんなとき，デンタルタイアップ主催のチーフ育成セミナーに参加しました．
　セミナーに行って，リーダーと共に，ささえてくれるチーフがいるのだと感じました．
　理念が必要だと力説されていましたが，そのときにはピンときていませんでした．スカイプで話ながら理念をつくり，理念とは自分自身のやりたい事を文字で形として見えるようにする事なのだと感じるようになりました．最初のスタッフには，理念を語る事も恥ずかしく，朝礼での唱和もできませんでした．メンバーの入れ替えに伴って，自然と唱和するようになりましたが，そうすると自然と理念がみんなの会話に出てくるようになりました．
　今は，何かあると，全員が理念に沿って動いています．
　私たちの理念「私たちは，あなたに健康にいきていくための安心を提供します」です．毎朝，大きな声で唱和して心の中に落とし込んでいます．

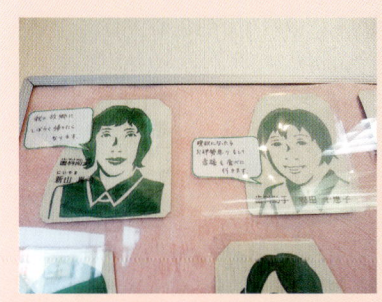

スタッフ紹介は切り絵． スタッフの趣味をさりげなく披露．

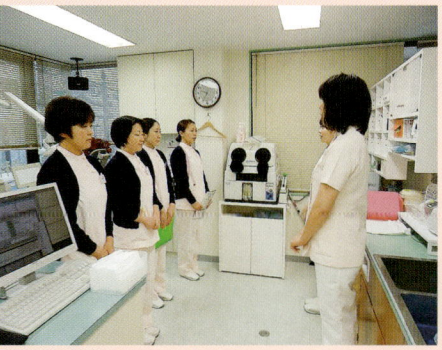

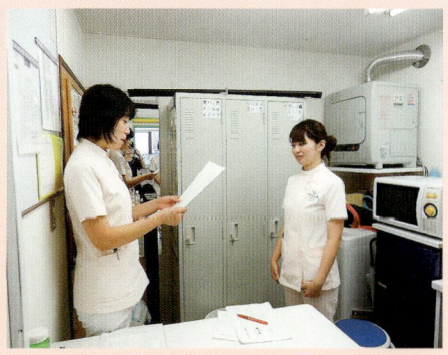

朝礼で理念を唱和． 少人数でもきりっとしたよい朝礼．

片腕としてのチーフは必要． 辞令を出して正式にお願いする．

❾組織としての姿勢編：互いに認めて感謝して，尊重し合える体制へ

こんな院長のもとで働いてみたい！

魅力的なリーダーからの発言……⑥

なぜ，この時代にあえて診療時間を短くするのか？―決断した院長からの言葉―

のぞみ歯科医院
院長 小島一敏

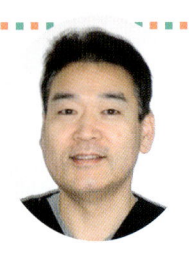

スタッフの健康と継続を考え，労働時間を短くする

スタッフが倒れたとき，心に誓った

「みんなの体に無理のない診療時間にしよう．」長年勤務しているスタッフが体調を崩し，長期療養が必要になったとき，私は心にそう誓いました．

私どものすべての治療のベースは「予防」にあります．その予防を担うスタッフが健康でなくて，患者さんに健康を提供することができるでしょうか？

評判が悪くなるかも．売上が減るのでは．不安は尽きませんでしたが意を決して30分終了時間を早めました．

短時間で仕事は集中できる

その結果は…
・残業時間の激減（1日平均21分→4.5分）
・売上の増加（前年比103％）

さまざまな要因が考えられますが，診療時間が短くなった分，体力に余裕が生まれ，仕事に集中できたことがよい結果につながったのではないでしょうか．

時間短縮後，スタッフは「処置が時間どおりに終わるよう全員が意識するようになった」「体が楽になった」「仕事のあと自分の時間が持てるようになった」とコメントしています．みなさんも，ぜひ終了時間の短縮にトライしてみてください．必ず院長，スタッフともに満足のいく結果が得られると思います．「早く終わって早く帰る」が，のぞみ歯科医院の合言葉です．

本当にいいの？長時間の拘束．誰だって早く帰りたい

いろいろな歯科医院にお伺いしますが，私には多くの歯科医院が身を削って診療している気がしてならないのです．

昼休みを長くとって，その分診療を遅くまで行う．また，複雑なシフトを組んで長時間の診療に備える．確かに長時間診療を行っている医院さんに伺ってみると，多くの患者さんが遅い時間にお見えになっています．

しかし，私達は人を相手に歯科医療を提供しています．まずは今一度自分の体調を整え，気持ちを引き締めて業務にあたるとは何かと考える必要があるのではないでしょうか．

私には，多くの歯科医院が疲弊しているように見えるのです．

終了時間を早くして，地域密着型の体制を整えることは，地域に根ざした医療に取り組むことにつながります．もちろん，夕方から夜間に来られる患者さんにドメインを合わせる歯科医院があって当然です．

いろいろな考えの歯科医院があることで，私達は競合しなくなります．

その中で，診療時間を早めに切り上げることは勇気がいることです．しかし，一丸体制で取り組めば，地域のみなさんの理解は必ず得られます．

私達のおつき合いする1/3の歯科医院が，診療時間短縮にチャレンジしています．ワークライフバランスを考えながら，豊かな人生を築き上げましょう．そのためにも，全員体制でよりよい医療に取り組みましょう‼（小原）

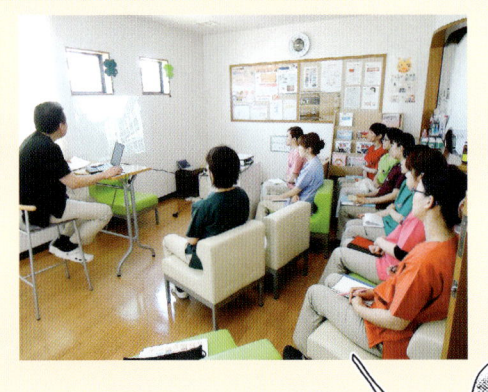

こんな院長のもとで働いてみたい！
魅力的なリーダーからの発言……⑦

体力も気力も限界がある．万全の体制で，患者さんと向き合おう！

佐伯歯科医院
院長 **佐伯光規**

「患者さんに迷惑がかかるようなら元にもどす」と言い，危機感を共有しながら時間短縮

佐伯歯科医院は，開業してから9年目を迎えます．

開業当初の気持ち

当初は，診療時間は朝から晩遅くまでしていました．毎日が診療に追われ，1日が終わるとどっと疲れが出て家に帰って寝るだけという日々でした．

現在は経営状態も安定してきましたし，少しずつ診療時間を短くし，去年の10月からは，さらに診療の終わる時間を1時間短縮しました．

目的は，診療を短時間に効率よくして，自分たちのプライベートの時間をもっと充実したものにしていこうという事です．でもこのように診療時間を短くしていくことは，この厳しい時代の中で考えると，経営者としては，かなり勇気がいります．私も決断するまでにはかなり悩みましたし，不安もありました．

歯科医院は，大抵多くても10名以下の零細企業です．昔のように患者さんが多く，経営的にも余裕があった時代とは違い，ほとんどの医院はぎりぎりの人数で日々診療をされていると思います．少しでも診療時間を長くして少しでも多くの患者さんを診たいというのは経営者として当然で，私も同様に考えていました．スタッフに対しても，残業は当たり前，有給は取りにくい職場環境でした．しかし，そのような職場環境ではスタッフも日々の診療で一杯一杯で，なかなかスタッフも定着せず人材の育成もできません．

チームとして環境を作ろう

患者さんによい医療を提供しようと院長一人が頑張ってもできません．そのためには，歯科医師，歯科技工士，歯科衛生士，歯科助手それぞれがプロ意識を持ってチーム一丸とならなければよい医療は提供できません．スタッフが働きやすく，長く勤められる職場環境に整えることが必要です．

佐伯歯科医院では，職場環境をよくしていくことを医院のビジョンの一つに示し，スタッフ自らが自分達の働く環境をよくするために，日々努力し，カイゼンを繰り返してきました．

その結果，診療時間を短くしても多くの患者さんを受け入れることで可能となっています．組織は，成長しだいです．

もちろん医院の経営状態が第一ですので，今後経営状態が悪くなるようなら元に戻さなければいけないことはスタッフに話をしています．

しかし，診療を早く終わって，スタッフが働きやすく，また長く勤められる環境を作り，自院の強みを明確にすることが，結果的には，医院にとっても患者さんとっても，よいのではないかと考えています．

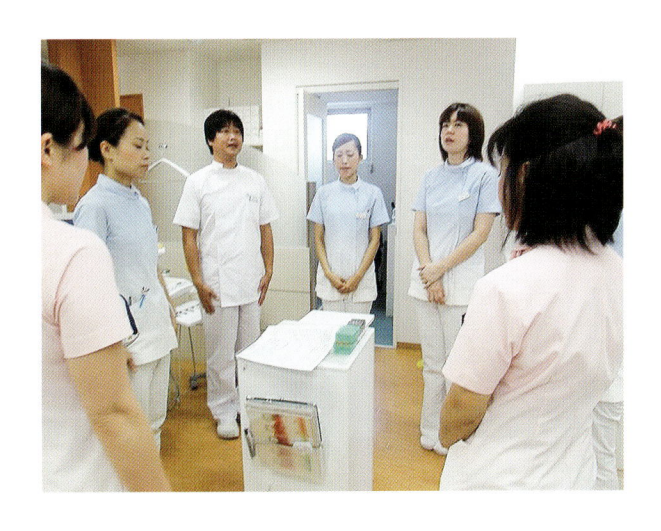

❾組織としての姿勢編：互いに認めて感謝して，尊重し合える体制へ

院長の片腕としてどう考えるのか？
──チーフという役割について考える

院長がリーダーとして組織を動かすとき，必ずいてほしいのが片腕となるスタッフです．
院長があなたを「チーフとしてお願いしたい」と言われたら，このページを開いてみてください．

仲良くやるなど思う必要なし

医療法人社団　健聖会
くりはし歯科豪徳寺診療所
チーフ 比嘉麻美子

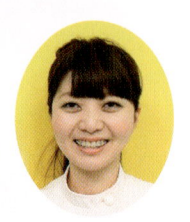

互いの意見を言い合う

　医院の変革が始まって3年．私が勤務を始めて，2年半．そしてチーフになって，半年です．短い期間の中でやってきたのは，5Sの徹底とマニュアルの作成，セミナーでの発表でした．私達は，理念を基に，いろいろな形で，さまざまなことについて，全員体制で取り組んでいます．

　その中で，スタッフ同士の意見の食い違いやすれ違いは，当然日常茶飯事．互いに本音で話ができずに気を使って接する事で，重い空気のときもあります．

　1つの目標を目指す場合，そこにたどりつくまでは，いろいろな道があるのです．

　それぞれが一番と思う道には根拠があるのでしょう．以前は，討論の中で激論になる事が多く，個々の意見を尊重できない時がありました．そうすると，自分の意見を言い続ける人も出てきます．今は，みんながまず聞く姿勢をとろうという努力をしています．

　意見が食い違う場合，「そういう考えもあるのだ」と，私も聞く事にしています．

　とりあえず，やってみて，小さな支障がでれば，また改善をしてみる．その繰り返しでよいのではないかと思うようになりました．

チーフとして，気をつけている事

　それぞれからの意見を聞く事は，チーフとしての仕事だと思います．気を付けている事は，
　・話を聞く
　・それぞれが何をしているのかを見る
　・自分が穏やかである
事です．

　近頃，話合いをうまく進めるために，計画的にロールプレーイングをしています．小さなカイゼンを繰り返しているとどうしても混乱が生じます．それを説明する時間です．

　実は，院長不参加です．院長には，院長しかできない事があり，その手をとめる事がないようにしています．

　また，2週間に1回は，礼節研修をしています．互いの，また患者さんへの言葉遣いに気をつけるためです．これで，納得いく仕事ができます．院長は，口を出さずに温かく見守って下さっています．

　任せて頂いている事を実感しています．責任重大です．

若くてもチーフはできる

医療法人社団
やまだ歯科
チーフ 森幸枝

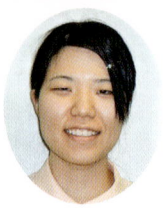

大型歯科医院での苦労

　私の勤めているやまだ歯科では常勤，非常勤と合わせて31名が働いています．

　個性豊かなスタッフと共にやまだ歯科の理念「私たちは家族愛をもって，世界に健康と笑顔の文化を創り続けます」を掲げ日々診療を行っています．

　毎日，診療室には明るい声が響いていますが，苦労した点ももちろんあります．一番大変だったのは「情報共有」です．たくさんの人が出入りしているため，そのときに連絡，報告していても，全員にはなかなか伝わりません．同じミスを繰り返して毎日同じ注意を違う人にしなければいけないということが続きました．

　また，新人や若手のスタッフは，幹部などの役職がなかったときに，誰に相談していいのかわからなかったと思います．

　今では，日々の朝礼・昼のミーティングでその時点で必要な報告・連絡を行い，その場にいるスタッフと同時に，お休みの人に連絡事項表を通して伝達しています．全員がその表にチェックして，伝達が確実になされたかを確認するシステムになっています．

若きチーフとしてのやりがい

　私がやまだ歯科のチーフになって2年がたちましたが，私はスタッフの中で一番年上ではなく，臨床経験の長い先輩スタッフと新人スタッフの間の中堅スタッフでした．

　当初は，影響力の強い素晴らしい先輩方を，自分が指示するには力不足と感じることがありました．また「チーフ」という立場なので自分がもっと頑張らなければならない，と独りよがりな考えもありました．

　今では，素晴らしい先輩スタッフと，若いスタッフの間に位置していることが，とても恵まれていることなのだと実感しています．

　臨床経験，人生経験の豊富な先輩スタッフに，困ったときや悩んだときにアドバイスを頂いています．新人や若いスタッフの姿は，自分が新人のひたむきだった頃を呼びさましてくれます．気持ちを引き締めてくれる存在です．

　両者が存在してくれることで，人間として成長でき，やりがいが生まれていると感じています．

理念の基に院長と共に考え，覚悟して行動する

歯科衛生士である必要はなし

ハッピー歯科医院
チーフ 森恵美

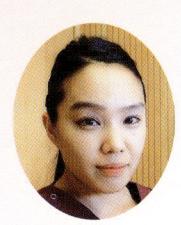

受付という立場でのチーフ

　ハッピー歯科医院に入り4年，チーフに任命され8カ月が経ちました．それまでは歯科とは無縁の職種であったため，知識も技術もゼロの私でした．自分でよいのだろうかという不安は大変大きなものでした．しかし，他分野で学んだビジネスに必要な知識や礼儀，仕事に対して持つべき姿勢や精神力は誰にも負けません．今の自分の人間力になっているのは，異業種を経験したという「強み」でありました．受付という仕事は，全体に目を向け，空気を感じながらの仕事です．専門的なスキルアップを目指す歯科衛生士とは違う目線で，医院全体の雰囲気や状況を感じ取ることができます．
　また，患者様に近い感覚での考え方で判断ができると思いますし，他の業界を経験したからこその視点もあります．歯科医院に不足している部分を感じやすく，柔軟な発想も出てきます．

院長と共に考え行動する

　そして，それは院長やスタッフに対しても向くこともあります．
　現在，毎日院長と問題や悩みが出てないかを報告し合い1日を終えることになりましたので，院内のストレスを軽減できています．院長の片腕として，思いを伝える事．スタッフの性格を理解し，小さな変化を感じながらサポートすることが，私の役目であると認識し，自覚して動くようにしています．そのため，みんなが話しやすい雰囲気作りに努め，チーフとして信頼して頂けるように，行動に気を配っています．

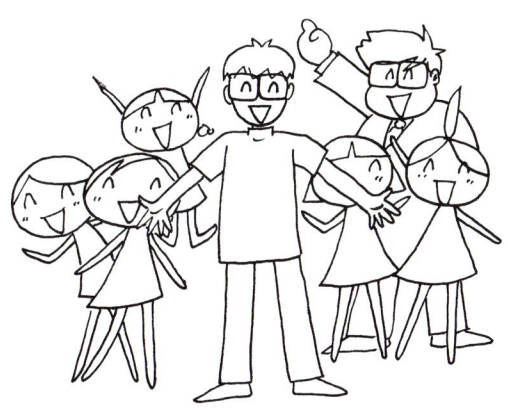

変革中の小さなトラブルに悩まない

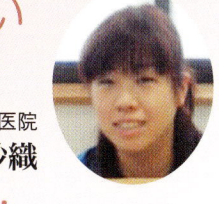

のぞみ歯科医院
チーフ 横井紗織

苦しかった変革のスタート

　よい所を残しながら，ちょっとした問題に取り組みカイゼンを繰り返していく．それが変革です．
　問題抽出のためのブレーンストーミングでは，カイゼンを求める声が，項目として100以上もあり，スタッフ全員がこの環境の中で仕事をしていたのかと思い，ゾッとしました．
　始まった変革は，プログラムを組み，担当者を決め，それぞれに振り分けました．また，マニュアル作りも同時進行していきました．新しい事の導入にはストレスが付き物なので，日常業務にプラスされた変革プログラムは，スタッフの負担となり混乱を招くことになりました．
　口を開けば愚痴，言っても仕方がないとわかっていても，言ってしまうのです．そんな負のスパイラル環境で仕事をしないといけなかったスタッフを，チーフとしてしっかりケアできなかった自分の未熟さを痛感しながらの日々でした．

チーフとしての考え

　しかし，失敗と反省があるからこそ，次の発展が見えてきます．意外になすべきことが多いのだと感じた変革．しかしカイゼンは繰り返される度に少しずつ，スムーズに診療が進み出しました．行き詰ったスタッフをいかに正のスパイラル環境へ移行させるかが私の仕事です．一人ひとりに合った処方箋を提供できるよう，自分自身のカイゼンも必要と感じています．
　人は，より快適な環境を望みます．適合さえすれば，よりよい仕事をします．それが結果として将来の利益につながります．
　医院にとってのスタッフは，一人ひとりが大切な財産です．

子育てをしながらでも
チーフはできる

右田歯科医院歯科口腔外科
チーフ 三戸綾美

仕事と子育ての両立

「産休や育休まで取って歯科衛生士に復帰するのはなぜ？」と聞かれることがあります．私は結婚しても出産しても仕事は続けたいと思っていました．歯科衛生士の仕事が，また右田歯科医院が好きなのでしょう．1年間育休をいただいて復帰しました．

右田歯科医院は新築移転を終えて，仕事がよりよい環境で行えるようになっています．

現在は，月曜日から土曜日まで，子どもを保育園にあずけてから出勤しています．主人が休みの日には家事や子どもの送り迎えをしてくれていますが，主人と共に仕事で外出するときには，主人の実家にお願いしています．

復帰して初めの頃は，子供も病気になったり熱をだしたりで休むことも多く，迷惑をかけることも多々ありましたが，院長やスタッフの理解と協力があるおかげで乗りきってこられました．復帰することができて本当に感謝しています．今は私だけでなく，他のスタッフも同じように結婚しても，子育てしながらでも，みんな頑張って仕事しています．

今年も，4月から育休中だったスタッフが復帰しました．

結婚しても出産しても続けられる職場は女性にとって，とても魅力的です．

復帰してからは，小さい子供さんを連れてこられる患者さんや，お孫さんがいらっしゃる患者さんとも会話の幅が広がったように思います．

将来，子供にも「お母さんみたいな歯科衛生士になりた～い」と言ってもらえるのが秘かな夢です．

仕事と子育ての両立は大変なこともありますが，右田歯科医院に復帰できて幸せです．

これからも，お口の健康を通して皆さまに幸せを提供していきたいと思います．

35 時間常勤制度を使う

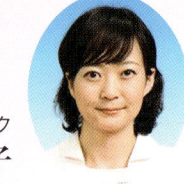

伊藤歯科クリニック
チーフ 平山麻依子

パートから常勤へ，そしてチーフへ

私は子供が1歳のときに伊藤歯科クリニックにパートとして勤務し始めました．当時は週2回午前中のみの勤務から始まりましたが，徐々に担当の患者が増え始め，勤務日を増やしていくと同時に扶養範囲の壁にぶつかりました．

当院の常勤は週40時間，夜の勤務は7時半までと就業規則で決まっていたため，常勤になるためには，保育所も20時までの延長（保育所は通常は18時まで）をし，週5日働くことになります．

そこで保育園のママたちはどうして常勤で働くことができるかを聞いて見たところ，時短社員で常勤として働いていることを知りました．

ちょうどそのころ院長からスタッフが長く務められる環境を一緒に作ってほしいと話があったので，時短社員についてお話をしました．そして社労士さんと共に就業規則の改正をしていただき第一号の時短社員になりました．

通常は8時45分から17時15分（1時間休憩）月・火・木・金 土曜は8時45分から13時45分の半日で合計35時間になります．平日も保育園の18時のお迎えに十分間に合う時間です．

この春には3人のママのパートだったスタッフも時短社員になります．1年間働いてみて，仕事と家庭の両立ができ，充実した毎日をすごしています．就業規則までかえて頂いた院長と受け入れてくれたスタッフにはとても感謝しています．

大学で「経営学」を学ぶ

二人目を出産後，産業能率大学情報マネジメント学部現代マネジメント学科通信教育課程産業心理カウンセラーコースに進学し無事卒業することができました．

大学に行くきっかけは保育園のママ友達との会話からでした．彼女達は本当に元気で，子育てを一生懸命しながら，たくさん勉強をしていました．私は働きに出ていることだけで大変だと思っていたのに活き活きしている彼女達をみて，とても刺激になり，私もまだ手遅れじゃない！と思い，大学に進学を決意しました．

口腔内に関わらない授業と異業種の方との出会いはとてもよい経験になり，学んだことはこれから歯科医院でも活かしていきたいと思います．

大型歯科医院だからこそ，他の業界に負けない体制を作る

医療法人社団
やまだ歯科
リーダー 安田史華

夜遅くまでの診療

以前は，朝9時から診療が始まり，最終予約が午後7時でした．予約以外に急患を受け入れていたため，帰宅時間が午後10時近くになる事もしばしば．スタッフの多くがヘトヘトで，帰宅したらすぐに寝てしまうような生活を送っていました．しかし仕事などの都合で夜しか受診できない患者さんが多いことや，診療報酬が減る事を考えると診療時間の短縮はできませんでした．

しかし，予約受付方法を見直し，夜の予約の自費率とキャンセル率の集計を行うと，驚くべき結果がでていました．自費診療の割合はほぼゼロ．キャンセル率は60％もあったのです．患者さんのご都合に合わせて，予約枠数を超えて無理をして希望に沿った予約をおとしていたのに，患者さんも夜は疲れていらっしゃるのでした．

思い切った体制へ

スタッフの働きやすい環境作りをするため，最終予約時間を以前の午後7時から午後6時半にするという診療時間の短縮を決断しました．並行して院長の理念の基，5Sを実行し，患者さんに予約の大切さを伝え続けることで，キャンセル率は下がって，診療報酬が上がり始めたのです．

また業務の効率化により診療後の片付け時間が短縮され，スタッフの帰宅時間も早くなりました．なによりスタッフのモチベーションが上がり，医院の雰囲気も華やいで，働きやすい環境になってきました．

今後は，さらに5Sを徹底し，予約体制を整えることで，患者さんにより質の高い医療を提供し，多くの方々に健康で笑顔になっていただくことを目指しています．

今後もスタッフの働きやすい環境を作るため，さらなる予約時間の短縮を視野に入れつつカイゼンを続けていきます．

時代は変わった　驚きの歯科技工所

株式会社シケン（歯科技工所）見学から見える志

　生産年齢人口（15～64歳）が減少している昨今ですが，歯科技工士の方々の確保も厳しい状況にあります．そのなかで，勤務されている歯科技工所のあり方も変わってきました．CAD/CAMなどの新しい技術は，第3次産業革命でのコンピュータやインターネットの開発・活用によって変化してきました．時代の流れは，情報が連携していくIoT（あらゆるものをネットでつなぐ）やAI（人工知能）を駆使する第4次産業革命へと進んできています．

　しかし，日々の仕事は，単純化して，効率化を上げ，行うべきことができる体制を作るが基本です．

　デンタルタイアップでは，株式会社シケン（本社徳島，従業員600名の技工所）を，歯科医院の皆さんと一緒に見学させて頂きました．素晴らしい5Ｓ活動です．5Ｓの真髄を拝見しました．

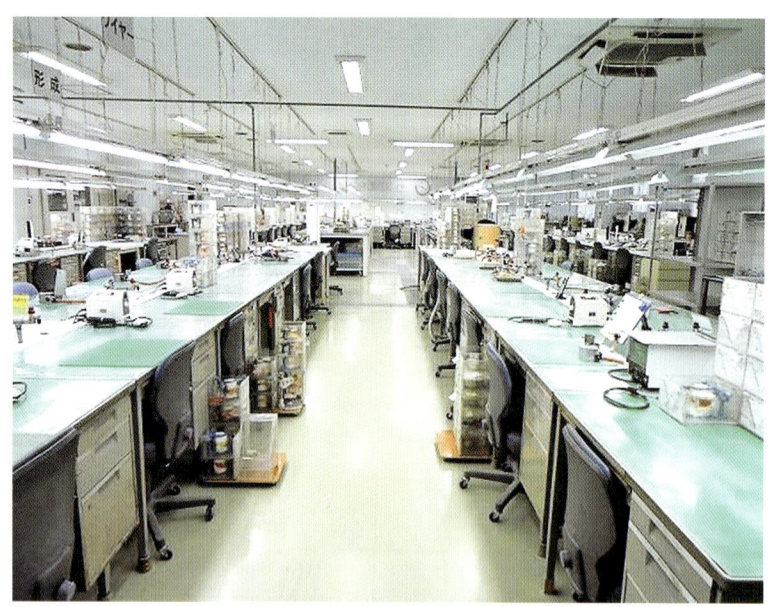

ピカピカに磨かれている作業場

　床も机の上にも，ワックスや石膏の粉ひとつ落ちていない．

　直置きしないために，キャスターを付けて移動できるようにしてある．

　いらない物は，一切ない．

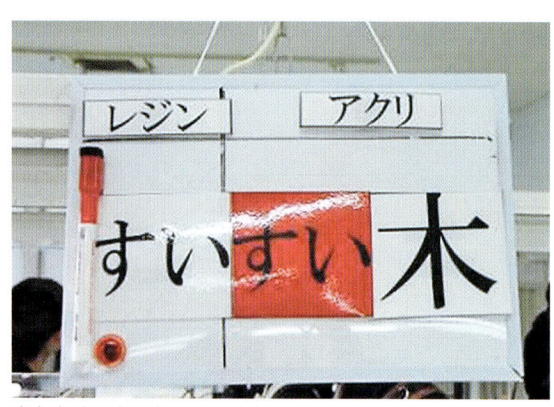

水と木は間違いやすいので水は「すい」へ
カンバンの文字もカイゼンにより一工夫．

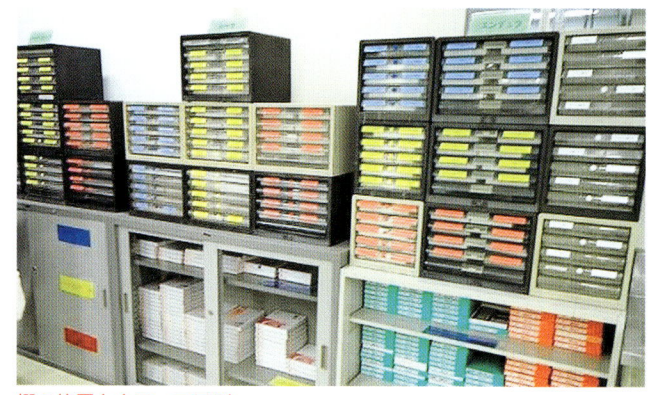

棚の位置もカラーで区別
一瞬でわかる棚

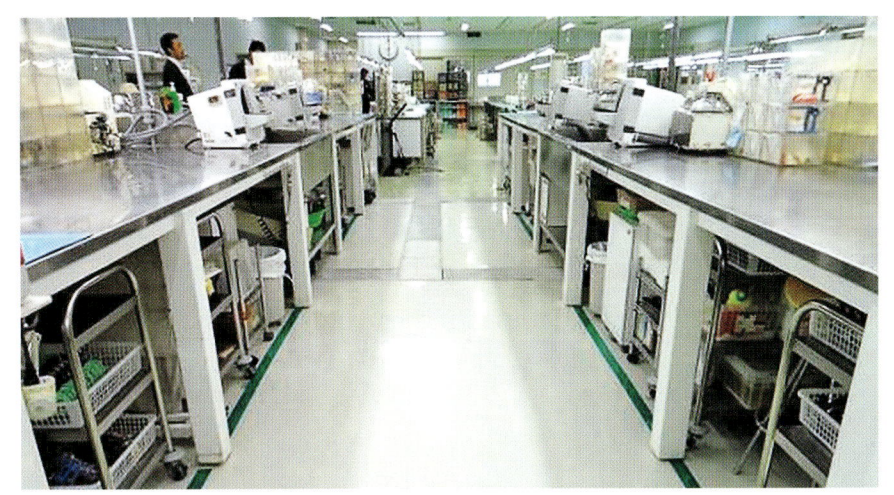

机下の物品は移動できるようにしてあるが，片付ける時には緑ラインより内側に入れてしまう．

机下の緑ラインで，机下の位置を一定化へ

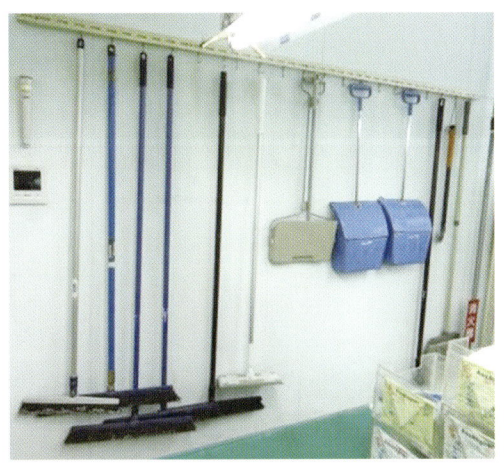

見学に来られた方でさえ，スリッパの位置が元に戻るように仕組みを入れる．

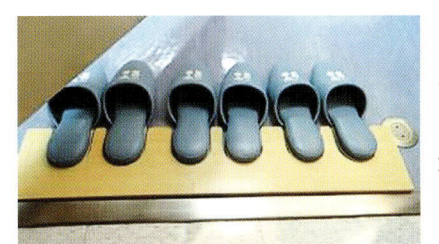

スリッパさえも同じ位置

瞬時に取り出せる清掃道具，美しく管理
床に直置きしないが基本．

半年勤務の新人スタッフさんに聞きました

「どれぐらいの教育が進んでいらっしゃいますか？」
その返答は一瞬で返ってきました．
「現在70％の教育が合格ラインまで来ています」
答えられますか？ あなたの歯科医院の新人さん．

新人教育までをも視える化！
サスガです

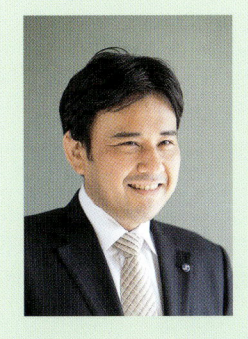

私どもは経営理念として「歯科技工業の企業化，組織化を通じて，歯科医療の発展，人々の健康に貢献するとともに，全社員の豊かな人生を創出する」を掲げています．

個人事業で行われることの多い歯科技工ですが，我々は企業体としての歯科技工業はいかにあるべきかを日々，追求しています．適合が良く美しい補綴を作るためには，安全で快適，そして効率的な現場が最も大事ですし，そこで働く社員が誇りを持ってお客様をお迎えできるような技工室でないといけないと考えます．これからも我々自身の研鑽，成長を通じお客様，業界の皆様と共に発展する「共育ち企業」でありたいと考えます．

株式会社 シケン
代表取締役社長 島 隆寛

自己実現とともに，歯科医院の成長を振り返る

デンタルタイアップ
小原啓子

1―ものには順番がある

「歯科医院の変革では，何から行えばいいのでしょうか」
よく聞かれる質問です．
私どもでは，まず理念を設定して公開し，すべての方々にその理解を深める努力をしていきます．
そのうえで，働く環境を整えます．それが，5Sであり，混乱が起きないためのマニュアル作りです．
これができて初めて，歯科医院の本来あるべき「落ち着いて仕事ができる環境」に近づく事ができます．
それでは，働く環境を整えるという事は，どのようなことなのでしょうか．
マズローは，自己実現に沿った「欲求階層説」を説きました．
ヒトは，生理的欲求，安全欲求を優先して，所属の欲求，自尊の欲求，自己実現の欲求へと順次欲求を上げていきます．下層が満たされなければ上層に上がる事はありません．
したがって，先生方から，「うちのスタッフは，休日に研修会に行く事がありません．もっと勉強してほしいのですが…」と言われれば，これは自ら目的意識を持って勉強してほしいという希望ですから，自己実現を意味します．この下層に位置する4つの欲求が満たされている状態なのかを，確認すればいいのです．

2―生きていくうえでの安心から満たしていく

生理的欲求と安全欲求は，必ず満たされるべき基本的な欲求です．「生理的欲求」は，本能としての欲求ですから，「職場でのストレスで，心配で夜も寝られない」「ごはんも喉を通らない」「食事をとる時間がないほどに診療が忙しい」となれば，まず，この対策が必要となります．簡単そうですが，予約時間通りに診療が進んでいるのか．そのためのさまざまな日々のカイゼンが行われているかをチェックします．
「安全欲求」でしたら，「お給料がちゃんと出る」「寒いときには暖房が，暑いときにはクーラーがある」「調子が悪いときには，休むことができる」「清潔な環境で仕事ができる」となります．これが実際に歯科医院にお伺いすると，なかなかできていないのです．歯科医院が混乱していれば，モノがあふれかえって，埃まみれ．掃除が足りなく，物の管理ができていない状態が見受けられます．
組織として，当たり前のことですが，これができてスタッフのみなさんと一緒に働きたいという，「所属の欲求」が生まれてくるのです．
組織で働くうえでの基本となる環境が整ってないうえに，人間関係がごたごたとしていて，自分がいる場所さえ不安定な状態ならば，自立して自分の仕事をやり遂げようとする「自尊の欲求」は芽生えませんし，研修会に行って，「自己実現欲求」を満たそうなど思うはずがありません．
いくら先生方が，スタッフの成長を望まれても，その背景にある組織の変革や個人の成長には，その順番があるのです．
この本には，この第1（安全）～第3（所属）の欲求を満たすべく，写真事例集として示されています．
そして，第4（自尊）～5（自己実現）の志があなたにも見えるのではないでしょうか．

Message

1 ― ヒトは必ず入れ替わると思え

　組織の資源は何ですかと聞かれたら，すかさず「ヒト　モノ　カネ　情報」と答えなければなりません．

　歯科医院は女性の集団です．その方々の勤務年数が長いスタッフが増えてくると，歯科医院は安定してきます．ベテランの集団になって新人育成に対する労力がなくなるからです．そうすると，歯科医療はそれぞれのスタッフが全力で取り組めるようになりますので，医療の質は努力すれば必ず上がり，その結果として多くの患者さんを迎えることになります．

　しかし，本来サービス業の1年での人の入れ替えは20％〜30％といわれるように，3年から5年の間に総入れ替えが起こる事も珍しくありません．いつ新人が入っても，びくともしない体制を作らなければ，組織はいつまでたっても，新人育成に手を取られます．

　その対策は，マニュアルを作り，新人育成のシステムを組み立て，プロセスを明確化して実施するしかありません．

「ちょっと近頃,患者さんが増えたね」の時期が一番危ない

2 ― 組織が成長する段階別の戦略

　人材育成が成功した場合，歯科医院は確実な成長を遂げることになります．

　大変厳しいといわれている歯科業界であっても，確実な成長を遂げる歯科医院はあります．業界の20％程度ですが，明らかに患者さんが確実に増えるという状況が起きてきます．実は，そのときが組織として一番難しい状態になります．

1）今来ている患者さんに全力を注げ

　組織がまず行うべきことは，今来ていただいている患者さんに，現状での歯科医療サービスを徹底して行うという「市場浸透戦略」です．

　徹底的に5Sを行い，継続したスタッフ教育を行って，技術や知識と共に，礼節を向上させなければなりません．ありとあらゆることを一から見直し，ヒヤリハットから導き出されるカイゼンを加えていきます．

　そうすれば，仕事は単純化し，時間が短縮化して標準化していきます．歯科医師，歯科衛生士，歯科技工士，歯科助手，受付として専門職の動きを示せば，歯科医療は権限移譲のもとに分業化されていきます．普通のことを普通にできる事が実際には難しく，この部分ができているのならば，組織としての成長は確実です．

2）今来ている患者さんに，何ができるのかを視野を広げて考える

　次に行う事は，「製品開発戦略」です．歯科医院においては，現在来ていただいている患者さんに，今と違う医療サービスを提供する事を意味します．

　抜歯後，今まで義歯だけを説明していたのを，インプラントを加える．歯磨き指導のときに，歯磨き剤の重要性を述べるようにする．手で磨いていたのを音波歯ブラシの説明を加える．など，新しい取り組みが入ります．

　今より，多くのメニューを提案し，その中から最も求められる医療が提供できるという事です．当然質の向上も求められます．この時期には，それぞれの職種の専門性が高くなり，職種間の連携も強固になってきます．組織全体で取り組む新しい事へのチャレンジは，それぞれの活力を上

「ちょっと近頃,患者さんが増えたね」の時期が一番危ない

げることになります．そのとき，初めて「患者さんが増えてきた…？」という現象が生じます．

歯科医院のみなさんがはつらつと働き，納得できる医療を提供されていると，口コミという自然な流れで地域の中の話題となり始めます．

3）一番難しい試練

難しいのは，「市場開拓戦略」です．

歯科医院側は，今までと同じ事を行っています．しかし，来られる患者数が違ってくるのです．「ヒト・モノ」が絶対的に不足してきます．

モノは，お金を出せばすぐにでも補充がききますが，ヒトはそうはいきません．募集しても求める人材はすぐには来ませんし，入社しても，動けるまでに最低でも3～6カ月かかります．このときになって初めて組織として資源確保は，遅すぎたと感じるのです．

加えて，患者さんが増えたからと残業が当然の組織体質になると，今度はヒトが疲弊してきます．

肉体的疲労は，休養すれば元に戻りますが，精神的疲労は退職という決断に流れることも少なくありません．いつもならば普通にできていた事が，「忙しいのでできません」という言葉が出てくるようなら要注意です．

患者さんが増えても，依然と変わらない医療の質を保ちながら，労働環境をなお一層整備し，小さなカイゼンを繰り返しながら，より単純化・効率化を進めていかなければなりません．

ここで成功すれば，歯科医院は拡大という新しい挑戦に取り組む事になります．

組織をある一定規模に大きくするという事は，互いの協力体制の中で，相乗効果を期待する事になります．余裕ある体制です．体調が悪ければ休む事ができる，有給休暇がとれる，他の業界に負けない労働環境を整えるという，一般社会では普通のことが，普通にできる組織となります．

大変な時期ですが，組織が本当の意味での成長を遂げるときです．

4）余裕ある動きの中から新しい動きへ

組織が成長すれば「多角化戦略」が見えてきます．

地域連携の中で，訪問診療に積極的に取り組んだり，他の医療機関や他の業界との連携が始められる事でしょう．

それには，連携に耐えられるほどの，高いレベルでの「ヒト・モノ・カネ・情報」の資源の確保が必要です．結局，組織が成長する努力は，永遠に続く事になるのです．

なぜ、「ヒヤリハット」を拾うのか

1―医療法に則った体制作りを行おう

　歯科衛生士は，業務に関しては「歯科衛生士法」を理解していますが，医療提供にかかわることは「医療法」に則っています．

　歯科医院の体制を変えようとする場合，「自分達は今のままでよい」「その必要があるのか」と疑問に思われる方もあるでしょう．しかし，この医療法は，組織の仕組みを変え，カイゼンに取り組むことを謳っています．その点で，コンプライアンス（法令遵守）として取り組むべきことですから，全員体制でカイゼン体質へ移行しやすくなります．

　平成18年6月に交付された「良質な医療を提供する体制の確立を図るための医療法の一部を改正する法律」により，医療の安全に関する事項として，①医療安全管理体制の充実・強化，②院内感染防止対策の充実，③医薬品，④医療機器の安全管理体制の確保が義務化されました．

　それだけ聞くと非常に面倒な感じがするのですが，この法律通りに動くことで歯科医院のカイゼンは順調に進みます．なぜなら，「事故はあってはならないこと．防止対策は個人の注意」という概念から「医療事故は起こってしまうが前提であり，組織的な改善対策で事故を防止する」という考えが浸透できるからです．

　そこで，医療安全管理体制の充実の中で，ヒヤリハットを確実に拾って頂きたいのです．

　失敗したと思わないで，「みんなで失敗をなくすためのカイゼンを始めよう」と提案したのだと考えて下さい．私どもが歯科医院にお伺いした場合，ちょっとしたトラブルを敏感に感じ取れる歯科医院ならば，月に50ものヒヤリハットが出てきます．これは，これだけ失敗したのではなく，よりよくカイゼンするための提案なのです．

　ヒヤリハットは，カイゼンがされていない場合，まだカイゼンが足りない場合，なくなる事はありません．継続したカイゼンの中から，ある日突然その部分のヒヤリハットが出てこなくなります．そこまで来て初めてのカイゼン成功です．

　組織に必要なのは，誰かの単発の思い付きではなく，組織全体で取り組む粘り強い「よくしたい」との思いです．

　本書には，粘り強いカイゼンの結果を示しています．何カ月もの対策を練ってきた努力がみなさんに提案されています．

　どうか，これならできるという事があれば，どんどん歯科医院に取り入れて下さい．

　驚くほど，働きやすい環境になるはずです．

　ちなみに，歯科衛生士においては，医薬品安全管理と医療機器安全管理については管理責任者となることができます．歯科衛生士の責任ある行動が法律においても明確です．

Message

　私どもは，歯科学と経営学を融合させようと言い続けてきています．
　そのため，「仕事の視える化シリーズ」として 2009 年から『歯科医院の活性化』（変革プロセス），『マニュアル作りで仕事を視える化』（マニュアル作成），『5S で仕事を視える化』（5S 活動）『人財として人を育てる』（人材育成），『ホンマモンの歯科医療スタッフ』（組織文化），『歯科医院経営の心得』（歯科学と経営学の融合）に関する本を，医歯薬出版から出して頂きました．
　どの本も，現在変革をされている歯科医院の方々が，本当に大変なときからどのように組織を作ってきたのかを赤裸々に書いて頂いています．
　私どもは，その真摯な姿勢に感謝するとともに，一緒に変革を行ってきた同志として，今よりさらに地域に密着した質の高い歯科医療サービスを提供できるように，歯科医院を後方から支援していきたいと考えています．
　歯科医院の改善は，日々行われますので，とどまるところがありません．
　しかし，今の段階でいま一度立ち止まり，スタッフ一丸で歯科医療に取り組みたいと考えている歯科医院に対して，まずは何から行えばいいのかという写真事例集の必要性を考えるようになりました．

今，なぜ組織として「段取り」までをも，考えなくてはならないのか

　残念ながら，歯科界では，「経営とは…」という話をすると，「お金儲けの話ですか」という言葉を聞く事になります．
　そこで，この本の最後に，経営戦略の歴史をまとめました．
　日本企業は，ビジネスだけでなく，経営学においても世界に大きな影響を及ぼしました．その快進撃をみなさんに紹介致します．胸躍るドキドキ感です．
　そのうえで，再度この本を見られて下さい．
　この本の中には，日本が世界に負けない組織としての文化が組込まれています．

1 ─ 経営学の始まりは，科学的管理法から[1]

　経営学は，1910 年代に発表された，テイラーの「科学的管理法」から始まったといわれています．
　テイラーは，ミッドベール・スチールに勤め，現場の生産性向上のために，いろいろな実験を行いました．ストップウォッチを使って作業の時間を測り，メジャーを使って移動距離を測る事で，作業分配を行っていきました．
　その中で，特に有名なのはショベル実験です．
　職場では，ショベルを使って鉱石や灰をすくって運ぶ仕事がありましたが，量は同じでも，重さは違います．ショベルの大きさは，個人の好みに任されていました．
　そこで，実験によって，1 ショベル当たり 21 ポンド（9.5 キロ）が最適重量であり，そのすくう物や形に合わせて 8 種類のショベルが用意されました．もちろん，動き，早さ，投げ入れる時間も研究され，大きな成果を上げる事ができたのです．
　一人当たりの作業量は 3.7 倍．一人当たりの賃金は 63％アップ．生産にあたるコストは 56％ダウンと，組織だけでなく労働者においても満足いく結果を得る事ができました．

　　テイラーの科学的管理法は，次のようにまとめられています．
　　① 課業管理 ……………… 1 日の公正な仕事量
　　② 作業研究 ……………… 時間と動作研究からムリ・ムダ・ムラの排除

③マニュアル制度 ……… 使用する道具・時間・作業の標準化
　④段階的賃金制度 ……… 公正な仕事量からの賃金
　⑤職能別組織 ……………… 組織を計画機能と執行機能に分けて専門分野を置く
　今でも十分に使える考え方です．
　1910年代というと古い考え方だと思われる方もいるでしょうが，歯科医療にとっての解剖・生理・病理等の基礎医学がこの部分に当たります．時代が変わろうとも，社会が変わろうとも，この研究が，経営戦略論の基本にあります．

2─日本企業の飛躍を知る[1]

　1960年以降，日本企業はこぞってアメリカに進出していきました．
　1970年，普通紙複写市場で，600件に及ぶ特許を持ち，20年は独占し続けるだろうといわれていたゼロックスが存在する中，「独占市場ならば大きなチャンス．自分達が入れば50％のシェアがとれる」と，果敢に挑戦したキャノンがいました．
　1959年，バイクでアメリカ市場に攻め入り成功したホンダは，自動車製造に乗り出し，1970年アメリカでの販売を始めます．フォード・GM・クライスラーが豊かなアメリカの象徴のようにいわれていた時代です．「日本では，トヨタ・日産には勝てない．だからアメリカで勝負する」という，無謀な進出でした．
　しかし，どちらの企業も大成功を納めます．
　キャノンは，ミニカラーコピー機を開発し，小・零細企業を開拓していきました．
　ホンダは，環境エンジンCVCCを開発し，その後起こるオイルショック（1973年）に，低燃費で排気ガスが少ない車として注目を集めました．
　その当時，競争で勝つためには，コストの低さか，付加価値で差別化を図る事が大切であると考えられていましたが，多くの日本企業は，「品質の高い」モノを「より安く」提供する事に成功しました．今まで考えられてきた理論を覆す日本企業は，何をしでかすかわからない予測不可能な動きをする組織と思われていたようです．

3─アメリカ企業の努力[1]

　1970～1990年は，アメリカにとって，苦しい時代でした．
　1979年，急激に落ち込んだゼロックスは，企業革新を行っています．
　安くて高品質な競合企業の開発・生産・販売のプロセスを調べたゼロックスは，工場の現場レベルから敗北していたと気づきました．優れた他の部署や企業から学びカイゼンする「ベンチマーキング」の考えは，日本企業への反攻になりました．
　サウスウエスト航空は，空港に滞在する45分の短縮のために，アメリカの人気モータースポーツである「インディ500」のピット作業から，15分ターンを実現しました．
　今までにない，新しい考えを全く違う分野からでも導入するという柔軟な考えは，アメリカに，活力を与え始めました．

4─日本企業に学べ[1]

　1979年，世界最大の農機具メーカー，ディーア社は，提携会社のヤンマー工場を次のように表現しています．「生産性が大幅に高く，生み出す製品が高く，在庫が著しく少なく，使用スペースが小さく，生産時間がはるかに短い」
　トヨタにおける研究も同じでした．
　結論は，「あらゆるものの時間を測る」という手法の導入でした．
　その当時のトヨタやホンダは，フォードやGMの半分の時間で新車を開発し，数万種類にわたる商品を低コストですばやく納品する能力を持っていました．
　顧客に，より新しく多様で安いものを素早く提供する「タイムベース戦略」が，生み出されました．これは，医療現場にも応用され，コストを下げながら短期間でスムーズな医療提供体制を整える事に，成果を上げる事を可能にしました．（スウェーデンカロリンスカ大学病院）
　まさしく，日本企業は，地道に努力を重ねるお手本となりました．

5 ― 組織として学習する[1]

1990年以降，企業が成長するには，個人と集団の両方の継続した学習が必要であるという考えが出てきました．

「知識をチームで創造していく」考えや，「連続した漸進的なイノベーション」はトヨタ・花王・松下電器の研究から，SECIモデルとして知られるようになりました．諸外国では，個人の能力を重んじましたが，日本企業は個人の知識（暗黙知）をどのように組織としての知識（形式知）に結び付けているのか．今まで不思議な動きをすると考えられていた日本企業としての文化が，初めて図式となって表現される事になりました．

6 ― 日本企業の苦悩[1]

1990年のバブル崩壊以降，日本は「失われた20年」といわれる暗黒の時代を迎えました．

優れているからこそ，効率化・多品種化に突入したことで，品種は増え，商品サイクルは短く，価格が下落していくという悪循環に陥りました．

今まで，日本企業や諸外国の組織としての力をどのように向上させるかという研究は，頭打ちになりました．しかし，どれだけ業界のよきポジションで戦略的に動いていた企業も，必ずしもいい結果を出し続ける事ができなくなってきました．

どちらが大切と考えるのではなく，乱気流のような激しい変化を遂げる外部環境に対しては，企業がどの位置にポジションをとって展開するのかと，組織の力をどのように向上させるかは，整合させることが大切であると考えられるようになりました．

「戦略はパターン化できない」「よき戦略は机上で定型的には生まれない」という考え方から，経営戦略はアートであると表現される事になりました．

さて，日本企業を研究された成果は，諸外国にも応用され，企業は働く環境を整えながら，よりよき商品の生産性を上げられるようになりました．

日本企業は，世界に追い付かれたのです…．

7 ― 新しい時代を乗り切るために[1]

今，世界が注目しているのは「ネット系ビジネス」です．第3次産業革命と謳う人もいます．世界の経営のテーマは，イノベーション・リーダーシップ・ラーニングに絞られてきています．また，ネット・ソーシャル・グローバル化は注目を集めています．

この分野の起業家は，若く，考え方が斬新です．

しかし，これは日本企業がアメリカに進出していった1960年代に似ています．若き優秀な経営者達が動かす企業は，今までの固定概念を打破しながら，日々成長を続けています．

日本企業は，国内中心の展開であるために，動きはまだまだ鈍い状況です．今の日本企業が将来の経営課題で上位に上げているテーマは，「人財育成」「新製品・新サービス・新事業開発」「グローバル化」です．グローバル化は，避けて通れない茨の道です．

8 ― 歯科医院で何ができるのか

経営戦略の歴史を，日本企業を意識しながら解説してまいりましたが，いかがだったでしょうか．

世界と戦う日本企業が持っている「仕組み」は，私どもの分野においても使えるものが多くあります．日本企業の強みは，1910年の科学的管理法を確実に進化し続けてきたのです．

私達は，再度歯科医院を見直さなければなりません．

トヨタがやり続けている「カンバン方式・ジャストインタイム・平準化・7つのムダ・自働化・カイゼン・ポカヨケ・見える化」は，私達の身近なお手本です．

世界の企業が，素晴らしい日本企業を研究して，組織のレベルを上げてきました．

私達は，高い志で，歯科業界にも「科学的管理法」を提唱し，進化すべきと感じています．この本は，その基本となる写真事例集でありたいと願っています．

この「仕事段取り術」をご覧になって，「何も変わったことがなかった」とおっしゃらないでください．

Message

私達はあなたに,「その根底にある,組織としての文化が見えていますか」と質問しなければならなくなります.

歯科医院の見えない文化に,
　　　　　　　最大の敬意を!!

参考文献

1) 三谷宏治:経営戦略全史,ディスカヴァー・トゥエンティワン,2013.
2) DIAMONDハーバード・ビジネス・レビュー編集部:戦略論1957-1993,ダイアモンド社,2010.
3) DIAMONDハーバード・ビジネス・レビュー編集部:戦略論1994-1999,ダイアモンド社,2010.
4) 大野耐一:トヨタ生産方式,ダイアモンド社,1978年.
5) スチュアート・クレイナー:マネジメントの世紀1901-2000,東洋経済,2000.
6) 宮田矢八郎:経済学100年の思想,ダイヤモンド社,2001.
7) 柴田昌治,金田秀治:トヨタ式最強の経営,日系ビジネス文庫,2006.
8) 村上和雄:遺伝子オンで生きる,サンマーク出版,2004.
9) ジェフリー・K・ライカー,マイケル・ホセウス:トヨタ経営大全2 企業文化上,日経BP社,2009.
10) 渡辺　峻,角野信夫,伊藤健市:マネジメントの学説と思想,ミネルヴァ書房,2003.
11) ロイ・バウマイスター,ジョン・ティアニー:WILLPOWER意志力の科学,インターシフト,2013.
12) 大薗恵美,清水紀彦,竹内弘高:トヨタの知識創造経営,日本経済新聞出版社,2008.
13) アルフレッドD．チャンドラー,Jr.:組織は戦略に従う,ダイヤモンド社,2004.
14) 五十嵐瞭:新まるごと工場コストダウン事典,日刊工業新聞社,2008.
15) 藤田彰久:新版IEの基礎,建帛社,1978.
16) 高原昭男:実践!5Sの定着化,JIPMソリューション,2008.
17) 高原昭男,竹田綜合病院,磐田市立総合病院:ミス・事故をなくす医療現場の5S,JIPMソリューション,2011.
18) 平野裕之:目で見てわかるジャストインタイム生産方式,日刊工業新聞社,1987.
19) 工場管理編集部:5Sテクニック,日刊工業新聞社,1986.
20) 末永國紀:近江商人学入門,サンライズ出版,2004.
21) 野中郁次郎,竹内弘高:知識創造企業,東洋経済新報社,1996.

【編著者略歴】

小原 啓子

- 1980年 広島歯科衛生士専門学校卒業，広島歯科衛生士専門学校教員
- 1989年 広島口腔保健センター主任歯科衛生士
- 2000年 広島高等歯科衛生士専門学校教務主任
- 2004年 産業能率大学情報経営学科卒業
- 2006年 広島大学大学院社会科学研究科，マネジメント専攻
- 2007年 デンタルタイアップ設立
- 2011年 株式会社デンタルタイアップ設立　代表取締役　修士(マネジメント)　経営士
- 2014年 神奈川歯科大学短期大学部客員教授

主な著書
- 歯科衛生士のための「P-I型歯周病治療ブック」1992年
- はいしゃさんのアチョー女神さま　1996年　医歯薬出版
- 花の歯科衛生士 歯周治療にチャレンジ　2000年　医歯薬出版
- チョーイケテル 花の歯科衛生士　2000年　医歯薬出版
- これでチョーカンペキ歯科衛生士の新・歯周治療の本　第6版　2010年　医歯薬出版
- 輝く華の歯科衛生士　2006年　医歯薬出版
- チームで取り組む歯科医院の活性化　2009年　医歯薬出版
- 歯科医院の活性化　仕事の視える化シリーズ
  - Part 1 マニュアル作りで仕事を視える化　2010年　医歯薬出版
  - Part 2 5Sで仕事の視える化　2010年　医歯薬出版
  - Part 3 人財として人を育てる　2011年　医歯薬出版
  - Part 4 ホンマモンの歯科医療スタッフ　2011年　医歯薬出版
- 歯科医院"経営の心得"　2012年　医歯薬出版
- これでチョーカンペキ歯科衛生士の最新・歯周治療の本　第1版　2016年　医歯薬出版
- はいしゃさんの仕事カイゼン術　2016年　医歯薬出版

河野 佳苗

- 2006年 広島大学歯学部附属歯科衛生士学校(現：広島大学歯学部口腔保健学科)卒
- 2006年～2008年 Dr. Rod and Dr. Susan DDSアシスタントとして勤務
- 2008年～2010年 広島市内開業医　勤務
- 2010年 株式会社デンタルタイアップ　勤務
- 2016年 産業能率大学情報マネジメント学部卒

共著
- 歯科医院の活性化　仕事の視える化シリーズ
  - Part 3 人財として人を育てる　2011年　医歯薬出版
  - Part 4 ホンマモンの歯科医療スタッフ　2011年　医歯薬出版

【イラスト】

真砂 武

- 1963年福岡県生まれ
- 5人の子供を持つ感性豊かな会社員．いつも小原の本のイラストを担当

はいしゃさんの仕事
段取り術　ISBN978-4-263-44406-1

2014年 1月10日　第1版第1刷発行
2017年 5月10日　第1版第4刷発行

編著者　小原 啓子
　　　　河野 佳苗
発行者　白石 泰夫
発行所　医歯薬出版株式会社
〒113-8612　東京都文京区本駒込1-7-10
TEL.(03)5395-7638(編集)・7630(販売)
FAX.(03)5395-7639(編集)・7633(販売)
http://www.ishiyaku.co.jp/
郵便振替番号 00190-5-13816

乱丁，落丁の際はお取り替えいたします．　印刷・真興社／製本・愛千製本
© Ishiyaku Publishers, Inc., 2014. Printed in Japan

本書の複製権・翻訳権・翻案権・上映権・譲渡権・貸与権・公衆送信権(送信可能化権を含む)・口述権は，医歯薬出版(株)が保有します．
本書を無断で複製する行為(コピー，スキャン，デジタルデータ化など)は，「私的使用のための複製」などの著作権法上の限られた例外を除き禁じられています．また私的使用に該当する場合であっても，請負業者等の第三者に依頼し上記の行為を行うことは違法となります．

[JCOPY] <(社)出版者著作権管理機構 委託出版物>
本書をコピーやスキャン等により複製される場合は，そのつど事前に(社)出版者著作権管理機構(電話03-3513-6969, FAX 03-3513-6979, e-mail:info@jcopy.or.jp)の許諾を得てください．